精神科教授の談話室

細川　清

星　和　書　店

Seiwa Shoten Publishers

2-5 Kamitakaido 1-Chome
Suginamiku Tokyo 168-0074, Japan

はじめに

　この書は、著者が昭和五八年（一九八三年）四月、岡山大学神経精神科から、新設の香川医科大学精神神経科に赴任してから、時に応じ、依頼に応え、文を綴った幾編かのエッセイを収録したものである。その多くは、精神医学に関連している。職業柄そうなった。精神科の教官であるから、学生をはじめ、若い医師たちを対象にして書いたものが多い。また、医事新報社の緑陰随想・炉辺閑話に平成五年頃からほぼ二〇年採用をいただいてきたものが主体をなしている。この文集には、ずいぶん自分史的なものや、私生活の雑感、私の好きなゴルフ談義も含ませていただいた。

　精神医学は、他の科と違い、科学的根底を主眼として勉強する学問領域ではない。基礎的な杓子定規の頭では、精神科はやっていけない。あいまいさ、矛盾、意外性、個別性を持ち、人間存在に関する哲学的な領域をもっている。著者は、医学部に入る前、事情もあって文学部に所属した。若い頃は、医学部には徒弟制度があり、ずいぶん損をしたような劣等感も存在した。しかし、今になってみれば、人間学ともいえる精神医学にとって、ものの見方という点で、かえって得をしたという不遜な思いも否定し難い。そういう意味で、精神医学の教授という身分を忘れて、あまり関係のない雑事もこの文集に収録させていただいた。

若い頃から、私のモットーは何かと問われると、「問題意識を持つこと」と答えてきた。私は時に同僚から、〝一言多い〟人物とされてきたようである。〝天邪鬼〟だと自覚しているところである。〝あまのじゃく〟は、辞典には、何でもわざと人にさからった行動をする人とある。なにからなにまでそうだとは思わないが、〝表と裏〟という事象が好きだった。この文集にもその傾向があろうと思う。〝さわり〟という文言をご存じだろうか。触りと書く。一曲の中で聞かせどころということであり、転じて話の聞かせどころを意味している。エッセイに広い領域の話題を入れて、人間に関する事象をそのなかから読み取ってほしいと思う。なにか手前味噌になったが、言いたいことは、専門バカになってはいけないということである。

雑念の多かった人生であった。今八〇歳を越えて生き、若い人達をひとりの「精神科教授の談話室」に招待したいと思う。

目次

I

精神医学とその周辺

衰退していく犬神俗信

イヌガミは四国、九州、中国に伝わる俗信である。古く「犬神をもちわたる人　だれにでもにくしと、もおもえば　件の犬神たちまちつきて　心身悩乱して病をうけ　もしくは死する」などとある。これが、俗信「憑依現象《ひょうい》」を意味している。

憑依は何かその人に乗り移って、いわば、〝とりつく〟(1)というように理解してよい。古来から、日本には種々の憑依現象が見られた。そのうち四国で有名なのが犬神である。イヌガミは、もとより犬そのものではない。動物学の中で、科学的検討に値する生き物ではなく、いわば漠然とした小動物である。明確な形を与えられたものでもない。さて、この小動物に問題があるのであろうか。いや、そうではなく、いわば、すりかえである。つまり、何か生活上に、問題が生じ、これに原因を求めたい時、その「イヌガミ」が憑いているという風に、問題を転嫁するわけである。病気、不幸その他いわば生活上の苦しみを逃れない時、こうした俗信をもってその状態を説明しようとしたことになる。つまり、一種の現実逃避の機制と理解してよい。あるいは、不治の病にあると信じる時、「ああこれは犬神が憑いているんだ」

という思考過程である。

さて、この憑くという過程には、キツネなり、イヌガミなりの奇妙な小動物を介して、該当の人物に、それを憑ける相手方が実は存在する。これを使う人がいることになる。これが「スジ（筋）」と言われた家系である。その家系が村に憑依現象を代々継承した。つまり、イヌガミ媒介をもって、実は人と人との間に生じる「直接関係」を回避し、すりかえたものだと言ってよい。もう一度、事の本尊は人間あるいは人間関係にあり、イヌガミそのものではないと言うことである。

それでは、イヌガミに憑かれた人はどうなるのであろうか。キツネに憑かれた場合も、イヌガミ憑きの場合も、それらが、いわば乗り移って、憑かれた人を、一種異様な状態に落ち入らせることになる。その時、錯乱状態をはじめとして、その状態は異様であり、その人の平素と異なる人格をみせ、心の分離ともいえる状態がみられ、意識も変容する。ここに精神医学の関与が生まれる。

具体的に説明してみる。初老期の女の人の例である。数ヵ月前から、なんとなく元気が出ず、朝起きだして来ない。食欲不振、不眠などに悩んでいた。これだけだと、まず「うつ状態」が考えられる。地方医には、自律神経失調症と言われ通院加療した。なかなかはかばかしくない。ついには神仏にたより、おこもりも行った。死んだ方がましだと自殺企図もあったと言う。そうこうするうちに、ある日、通行中、その村に「スジ」の人として知られる近所のしっかり者の婦人に、じろりとにらまれたという。その時、ハッとして、「自分の病気は、きっとイヌガミ憑きのためだ」と霊感の如きものを感じた。以来そのスジの婦人とそっくりの声色で、自分に命名し、それに対して本来の自分の声に戻って返事をするという、奇妙な振る舞いを見せるに至った。

さてこうした四国などに伝わる犬神憑依は、今の例はさておいて、現在、確実に消滅しつつあると言われる。当然のこととして、科学の進歩、文明の発達、文化の浸透などから、これを迷信として片付けることに現代人はもはやためらいを持たないであろう。しかし、表面的解釈の裏に農村落自体の変容を忘れることが出来ない。先にこの憑依現象は人間関係に由来するものがあると言った。特に西日本では、村落は秩序ある農業共同体でなければならなかった。従って、村は閉鎖社会の中で、上下の秩序が必要であり、古い家と新しい家、そしてその中間などが、一定の安定した関係の中で、存続する必要があった。

「スジ」の家系とは、いわば古い、上位の家系が、その権力を維持するために烙印を押し付けた。忌むべき家系であった。つまり、出しゃばりを防ぎ、村の安定を望んだのである。このような面がその背景に認められるのである。

今、もはや村落は閉鎖的な共同体ではない。家族の核化に伴い、親と子は別居し、俗信の伝承も薄い。過疎化によって、村落の「形態」は変容した。その影で、今、確実に憑依現象も消滅していく。

しかし、現代の不安は以前にもまして増大している。われわれは憑依を簡単に俗信とした。それでは現代は、何かをすりかえたり、何かにとり憑かれていることはないのであろうか。恐らく後世は、われわれの二〇〜二一世紀時代を指して〝かくかくしかじかの「憑依現象」が、幻想の如く、人々の間に蔓延した〟などと同じ指摘を繰り返すかもしれない。

四国新聞リレーエッセイ(一九八五)

(1)「つきもの」は、付き物とも書かれ、そのものに付属しているものを意味している。人にとりついて災いをなすものの他、「今日はついている」なども同語である

いじめの輪

去る二月、ラジオ語学講座を聴いていて思わぬ教えをいただいた。今、わが国ではいじめや家庭内暴力が問題になっている。事はドイツでも同様らしく、しかもこれは一九世紀に遡る。

童話作家であるH・ホフマン（一八〇九〜一八九四年）は、フランクフルト市立精神病院の医長でもあり、青少年精神医学のパイオニア的存在であったらしい。先生は、グリム童話と同じく、数々の教訓を込めたものを書いている。その中に、『もじゃもじゃペーター』というのがあり、童話とはいえ、やや異質で残酷な物語であるが、「なになにをすると、これこれのようなひどい目にあう」というような、信賞必罰の掟が書かれている。

グリムにも、「継母が継子の首を切り、その子を煮込んでシチューにし、父親に食べさせた」という、容赦ない残酷さが書かれている。ホフマンのこの『もじゃもじゃペーター』も、「暴れん坊の少年が、昆虫の羽根をむしりとったり、イヌを叩き殺し、あげくの果てに少女まで鞭打つ」など非情な話だが、結末はきちんとしており、「イヌが逆襲し、腕白少年に噛みつき、大怪我をさせ、瀕死の哀れな姿で病院にいる」という教訓が書かれている。

いじめや家庭内暴力などは、古来いつの時代にもあった。私どもの時代にも、小さな仲間に、ちゃんと、いじめる者がおり、いじめられる者がいた。今と違うのは、いじめる者といじめられる者が、いわば同じ付き合いの〝輪〟の中にあって、仲間の和の成立に欠かせないキーパースンであったことである。腕白の意地悪には、時として間抜けのずっこけがあったり、弱虫の涙に、服従の顔と、窮鼠猫を嚙むの意地もみえた。この小社会の中で、悪もはみだすこともなく、犠牲者もそこから出て行くこともなかった。

運動部のサークル活動がうまくいっている場合には、きっとドジを踏むつまらない奴がいたり、いつもくさされている泣き虫がいるものである。これを身近な教訓として、周りは成長する。現代の悪質といわれる現象をみていると、いじめも暴力も輪（和）の中にいない物が事を起こしている。

ホフマン先生の世界は、掟というけじめがつけられていて、人も動物も昆虫も、ともに同じ世界の輪の中にあって、最終的には、共存の世界が書かれている。ただ、精神医学者であった彼が、異常というものをどのようにみていたかを知りたいものである。

日本醫事新報（二〇〇七）

「変人」の考察

「ありゃー（あいつは）ちょっと変わっとる」という表現は割合よく聞く言葉ではなかろうか。若い頃には、あいつはアイゲンアルテイッヒ(1)だね、などとドイツ語で言って、気取ったことも思い出される。世に、「変人」「奇人」列伝など、傑出人としての人生履歴を読むことも多い。この「変わっている」というのは、いったいどういうことなのか。決して、ただちに病理性を持っているとも思えない。必ずしも精神科に近いということでもない。

精神科医になって、いつもいやな思いでいたことの一つは、精神科医には変わった人が多いと言われていたことであった。少々気になっていたから、他科の医師の様子を内々に調べたことがある。もとより科学的検索はできないが、いってみれば、他科の方にもずいぶん変わった人は少なからず、ということであった。ただ考察点として、ある年代以前には精神科の場合そうだったらしいと。自分ももうロートルだから、左右を見回して自分を位置づけて困惑気味である。

まあ、その辺はこれくらいにして、そもそも医者という集団そのものも多少の輪郭を持ってはいないだろうか。何々気質という言い方にも、一般平均を超えた特徴が表現される。変人には、奇妙なということと、また、特有な、固有という意味合いもある。独語ではオリジナルと書かれることもある。つまり、本物、もともと、原型などの意味を同時に持っている。英語でもエキセントリック、クイアー、オッドと表記しながら、He is character（あいつは変人だ）と、形容詞を省いて（?）、皮肉な表現をする。

変わっているという人間像の一つの特徴は、変わったままで安定しているということである。ゆるぎない姿、形をいう。病人は変化した姿であり、もともと変人ではなかった。普通であったともいえる。うぶなままの病者が明らかに変わった風貌の片親に付き添われているといった状況を目にする。

小生、吉備は備後の産であるが、備前の傑物、内田百閒に大いに傾倒している。百閒ファンにしかられるかもしれないが、百閒が岡山の偉大なる変人であったことは疑う余地がない。キャラクターには登場人物という意味もある。百閒氏がいつも大向うを意識し劇場の舞台に登場したかのように思えて興味深い。

日本醫事新報（二〇〇六）

（1）アイゲンアルティヒ：eigenartig（独）独特の、奇妙な

遺言

一般に司法と精神障害については、古くからドイツ学派の見解が参考にされて来た。精神障害であれば責任無能力というわけではないが、一般に、かつてはすべての大精神病、すなわち古くは進行麻痺、そして統合失調症、躁うつ病などにおいては、病患自体が伝統的に責任無能力として認められてきたものと考えてよい。

近時、精神障害の軽症化、いわゆる外来精神病、まだら認知症、そして、薬物療法による状態の改善など著しく増大し、疾患自体で免責ということにはならなくなっている。

刑法は今回ちょっと置いておくとして、民事における認知性疾患と能力の問題も、各地でその対応は、著しく増大し、責任能力を質されることが多くなっている。

ここに、一例として遺言について、一つの問題があると思う。最近二件の同種の鑑定にたずさわったが、いずれも血管性認知症であり、長谷川式（ＨＤＳ-Ｒ）で一〇点前後で、臨床的には血管性認知症中等度かと診断された。しかし、一方、問題の遺言能力については、疾患の前後を通じて持続的に事件本人に一貫性があり、遺言行為の信頼性は残存していると診断した。遺言は確かに厳粛なる愛の表白ではあろうが、行為自体はシンプルなものである。まだら認知症という状態特徴からも、容認されるであろうと結論した。

しかし、認知症患者である以上、金銭の管理などはおぼつかないのではないか。ましてや、その遺言の重みと波及について、常識的でバランスのとれたものを残すことはできないという反論がある。

鑑定上、重要であると思ったことは、遺言を、いま法的に成立させる能力を云々しているのではなく、もともと遺言は極めて簡単な方法でも成立するという現行法から、煎じ詰めれば心性と経過が表明されていればよいという判断に立脚したものである。

もう一つ、もし当初認知症状の存在をもって準禁治産者となっていれば、はじめから遺言云々は生じていないかもしれない。しかし、何か釈然としないものが残る。

今日、精神障害は多様化し、時代の推移の中で変貌している。金科玉条の疾患だけでは対応できない。司法と精神医学の両側から、十分で迅速な検討が必要ではなかろうか。

日本醫事新報（一九九八）

波の深部

波とは実は脳波のことである。あの脳波の漣《さざなみ》の奥深に何が隠されているのか、随分、比重を大にしてこれまでこだわってきたというのが実感である。

三〇年前は、脳の診断において、脳波は今以上に極めて有用な位置づけがなされていた。とくに神経精神医学においては、他に生物学的マーカーも粗末であったから、なんでもかんでも脳波であり、私もその主流（？）に乗り込み、連日あの漣を見つめていた。

恩師奥村二吉先生は、当時岡山大学にあり、『神経病学の検査と診断』を著され、つとに高名であった。当時、それらしい実用的、かつ権威のある神経病学の書物はほとんどなく、ビングの翻訳書程度であったから、実に貴重なものとして評価されていた。ところで、先生は、今すでに亡いが、ある時、脳波カンファレンスにひょっこり出席され、「あの漣と言うんですか、上がり下がりの揺れ、あれを見ただけで、まあようも色々なことが言えるもんですな」と、かたわらで言われたのを想い出す。まあ、これが先生らしい口の悪さであり、皮肉たっぷりで、忘れられない口調だった。

結局、おっしゃる通りなんだが、やはり、あの単純な揺れの中に、多くの脳科学が隠されていると思うのは、今も変わりがない。てんかん学診断上の問題だけではない。先達て、大熊輝雄先生の大著『臨床脳波学』についてコメントを求められたことがある。その時も、先生の著述の底に流れている、つまり、表在脳波にとどまらない深部が書かれていることに注目せよと述べさせていただいた。

今は、もうこの漣を一枚一枚めくり、視察であれこれ言うのは、はやらなくなった。他に有用な診断器機が導入されてきたのも一因であろう。しかし、なにか疾患にアプローチをする医師のあり方の変化のほうが大であるように思われる。

シーター波がほとんどない、という視察に対して、最新の脳波周波数分析器は二〇%シーター帯域を示しています、と若き人々に言い返される。人の前に器機ありと言うべきか、それとも〝ゲダンケンガング[1]〟今や遠しなのであろうか。

日本醫事新報（一九九六）

（1）ゲダンケンガング：Gedankengang（独）診断に至る思考過程

荒唐無稽

医療継続要否の意見書を書いていて、同室の野間拓治くんが先日、「荒唐無稽」云々としたら、役人から電話があり、なんのことかと質問をうけたという。彼は素直に、最近はもう荒唐無稽など使わんのですねと、反省している。考えてみると、「ありもしないでたらめな話」と書けば、それでいいのかもしれない。

精神医学では、精神症状発現の病因を避け記述的というか説明的な病名が多い。しかし、ほんのすこし前まで、随分その意味の分からない用語が多かった。荒唐無稽はなにも精神医学のテクニカルタームではないから問題は異なるのだが、そう表現してぴったりの修辞的比喩というものがある。簡潔で要を得ているし、大げさに言えば、いわば表現の財産であり、含蓄と言うべきだろう。

かつて、ヒステリーが臓躁と言われたが、これいかに。辞典によれば、荒唐無稽のことで、荒は「大」を、唐は「空」で広大とある。とらえどころのない言葉、一般にはとりとめもない言葉で、でたらめの意であり、荘子によるらしい。無稽は、考えの根拠となるべきもののないこと、書経の中に出てくるとある。

最近、神戸で心の痛む少年の犯罪があり、事の異常性から精神鑑定が行われた。伝え聞くところによると、「行為障害」と診断されたらしい。これは米国精神医学会の提唱する分類、ひいては新しい国際分類にも関連するマニュアルに拠っているのだが、精神鑑定にも新しい波が押し寄せている感が強い。

ここで感じることは、破壊的行為障害という、一見わかりやすい表現のように思えて、一般の人はなんのこと、玄人もどうかな、と考えてしまうのではないか。そういう戸惑いを禁じえない。そこには、「障害」という、しめくくりはあるにしても、「行為」の異常性の度合いは示されていない。むずかしい問題である。

状態や症状をやさしく、ていねいにわかりやすく説明する上で、ある共通のコンセンサスを得るのは容易なことではない。

日本醫事新報（一九九八）

世紀末《ファン・ド・シエクル》

昭和二〇年の春といえば当時中学二年生であったが、戦局まままならず、敗戦は時間の問題であった。しかし、ここで「あった」と書いたのは、自分がそう思っていたからではない。後で当然そういう経過を辿ったから、そう書いただけである。いや、むしろ当時自分では大真面目に、敗戦のように見えるが、やがてこの神国に奇跡が到来し、かつて元国侵寇時の神風よろしく、鬼畜米英に最後には勝てると信じていた。中学二年生としても、おそろしく幼稚で馬鹿馬鹿しく恥ずかしい。

しかし、今回の話は、このいわば思春期の恥部ともいえる履歴が、今生々しく、誠に似たような史実となって眼の前にあるから、改めて、そして敢えてそれに触れざるを得なくなった次第である。

ついでにもう少し記憶を掘り起こしてみる。当時手当たり次第家庭にある金物を、軍用武器のために供出することに加担したのも憶いだされる。父は無言のまま、そんなことまでしなくてよいという顔をしていた。

こうした国を挙げての妄想的突進は、いわば宗教的にまで高められた、閉鎖的断絶の中の虚構であった。日本全体がそういう中にあった。ただ相手は敵国であったから、確かに実在する対象ではあり、架空ではなかった。ただ信じるということにおいて、今時も似たようなことが起こるものだと概嘆せざるを得ない。

戦後五〇年、日本は妄想を脱して、奇跡的に回復した。そして豊饒の次にくるのは、飽食。それは、目標を失ったブヨブヨの脂肪体が、拠りどころを失ってさまよう姿ともいえばよかろうか。おまけに五〇年も過ぎては世紀の改まることもあろう。かつて、二〇世紀末は、デカダンスに象徴されファン・ド・シェクル風俗喜劇に代表されると言われた。退廃、懐疑の一方では、洗練、優雅、敏感の審美刺激が求められ、そしてトーマス・マンの『ブッデンプローク家の没落』は、西欧の衰退として集約される。

最近日本全土を揺るがせた信仰ミニ国家は、誰を相手に、何のために科学武装するのであろうか。店頭立ち読みの常習者は、このような世界は、漫画とロボットでお馴染みなのであろう。あるいは時代を先取りするかのような、世紀末劇の幕開けなのであろうか。ノストラダムの予言は、九七年にハルマゲドン、すなわち最終核戦争へ突入するという。人間の不安の震源は深く不気味といわざるを得ないが、忘れた頃にまた再燃する煩悩の繰り返しなのであろう。

日本醫事新報（一九九五）

精神鑑定

連続幼児殺害の被告Mに判決があり、死刑が言い渡された。最近この種の事件が相次いでいるが、今回のものはショッキングな点では同じでも、被告人の異様な雰囲気の密室、超現代的ホーラー趣味など、確かに不可解な点が多く、精神鑑定[1]が求められるのであろうと予想された。

かくしてこの道の大御所三人の精神鑑定が公表された。しかし、全くおかまいなしというか、断固たる響きを持つかのように、「死刑」と、高らかに告げられたように思う。改めて精神鑑定の効用や、精神科診断そのものについて考えてしまう。

この事件の軌跡の詳細をたどる紙数もないが、埼玉は入間川あたりを中心に、土地勘を十分に駆使、自由自在に車を駆り、いびつな家族形態に潜み、巧みに捜査をかいくぐった点、重度の精神病患者の行動とは思えず、犯罪者の整然さが十分に窺われ、心神喪失とは思考しがたい。

しかし、精神病と診断される人にも、部分的な正常性が十分に保たれていたり、人格に層的ともいえる構造などもあり、合目的的に行動しうることもある。もともと医学的診断は、責任能力の問題にとって、それ自体決して重要な意味を持たないという、かのK・コッレの言葉を思い出す。

一方、精神医学の泰斗、西丸四方先生の『狂気の価値』の中には、鑑定人は嘘偽りは言わないと宣誓しても、真実は述べないほうがいい、精神病者は罰せられないから無罪放免となる、医者の胸裡にしまっておけばよい、云々がある。多少乱暴な記述であるが、精神病であれば無罪、人格の歪み、神経症などは有罪というのが、この世界の従来の基準である。

時代は変わり、境界例、軽症統合失調症など、疾患、状態そのものの境界もあやしくなっている。これは、精神医学が社会の変容をもろにかぶる証拠を突きつけられていると言える。精神病患者の診断、とりわけ正常・異常の例は、科学的根拠のうすい精神医学の中で、生活・生存など、対社会における個人のかかわりの中に、十分な拠り所を求めなければならないのであろうか。専門的ドグマに終始し、一般に分かりにくいところを彷徨していては、精神医学は役立たずとなる。

被告Mは、異常社会の一面を一身に背負った時代の産物であり、新しい異常性に包まれた不幸な若者かもしれない。

日本醫事新報（一九九七）

（1）精神鑑定は精神障害者の責任能力や行為能力について精神医学的な参考資料を提供するもので、裁判長、検察官からの委嘱によって行なわれる。刑事鑑定では、被告人の犯行時における精神状態と現在の精神状態について精神医学的判断を求められる。その結果が犯行時の責任能力の有無、程度の判断の参考資料となる

精神鑑定は無用か

最近の凶悪な事件、特に、若年齢層による了解不能な犯罪が起こる度に、「いったいどうなっているのか、どうしても理解できないが、なにか、専門の側から（精神科的という意味）説明できないのか」とよく聞かれる昨今である。事件が報じられ、その犯罪事実が明るみに出されてのち、「一応精神鑑定の必要があるかもしれない」という新聞記事に遭遇する。最近の殺人事件をみていると、精神鑑定におかまいなしに、極刑にして当然という世論と、現在のわが国では極刑である死刑の方向に寄り過ぎているのではないかという論評に出くわす。法の専門家ではないから、刑の軽重についてコメントする資格はないが、裁判の経過に、激しい世論の背景があり、精神鑑定で刑が軽減されるのは家族の立場からはとても容認出来ないという事例があるのも事実である。

精神異常者の犯罪においては、是非善悪の区別が十分に残っているのであれば、殺人という行為に際しての責任能力は問えるという観点と、障害をもっている人間の行為は、それ自体、了解不能な思考・感情の上の行為であり、責任能力は減弱（喪失）されているという二つの立場がある。これまで、統合失調症（以前の精神分裂病）においては、概して心神喪失とみなされ、無罪判決に至ることが多かった。一方、性格異常者や、神経症範囲の疾患の場合には、責任能力有りとみなされることが、一応普通であった。これは、疾患の重篤度において、狂気の度合という判断からなされてきたということができよう。ところが、最近の犯罪の経緯をみていると、精神障害の如何を問わず、いやむしろ、ほとんど精神鑑定結果におかまいなしに裁判経過は進行しているように思われる。

別の視点で、近時、解離性障害と診断された事例をご記憶であろうか。実はこれは、以前ヒステリーといわれたものと同義であり、しいて言えば、神経症圏で軽症とされてきた。この解離性障害の中に、多重人格障害や、一時的な記憶障害などが含まれる。従って、犯行時の精神状態が多重人格障害や、解離性（心因性）健忘の状態下になされた場合は、本人に病識や記憶が無く、その責任能力は問えないという事例も出てくるであろう。精神医学は時代の変化に影響され、疾患の重篤度も変貌するということであろう。精神鑑定はその必要性を失い、一般世論が優先され、常識的判断によって、判断されるということなのであろうか。

日本醫事新報（二〇〇八）

（附）日本の刑事裁判において刑罰として死刑を適用する際の判断基準（一九八三）
連続四人射殺の被告永山則夫の裁判に際してまとめられた基準

一、犯罪の性質　二、動機・計画性　三、犯行動態（執拗・残虐性）
四、結果の重大性　五、遺族の被害感情　六、社会的影響
七、犯人の年齢（犯行時に未成年）　八、前科　九、犯行後の情状
これら九項目を考慮され、死刑の是非が論議される

今、精神医学は変貌している

精神医学は、少なくともこの二〇年間に大きく変貌した。これはその対象である「病める人」に対して、真に医学的な意味において副音がもたらされたという意味だけではない。それよりもむしろ、社会変動を背景として、精神医学がその対象とする分野を拡大したという方が正確かもしれない。

精神医学はかつて、精神病者を隔離することをその主な目標としたと言っても過言ではない。そこには医療はなく、対社会的処置があったに過ぎない。かくして、クロルプロマジンを初めとする多くの薬剤によって、精神病院の内外は一変した。その管理運営は、揃って開放化の方向にむかった。

一方、より基本的研究においても、かつて夢想とも思われた生化学的追究からの精神病の解明も、決して遠いことではないかもしれない。脳内アミンやその他の神経伝達物質の研究は、従来にない学問上の活気となっている。

今や「狂気か正常か」といった命題は、過去の遺物となった。何故ならば、現代社会においては、その社会の病理性のゆえに、正常と異常はモザイクの如く錯綜し、その色彩も淡白な境界を有していないからである。

社会心理学や教育心理学などの分野においても、その社会自体の病理性の故に、精神医学と共通の場を必要とするに至っていることからも理解できよう。

精神医学にたずさわる医師も、こうした分野に無関心であるわけにはいかない。登校拒否・暴力をはじめとする思春期・青年期の諸問題に対しても、精神医学の積極的参加の必要が叫ばれている。

統合失調症型にも変化がみられ、外来等で十分治療の可能な軽症型が増加しているし、ウツ病も精神病という見方を許さなくなっている。つまり、管理社会のゆううつの表現にみられるが如く、管理者の職業病的見方さえ一般にみられるのである。非精神病性ウツ病という単語もある。従って、単に素因や遺伝に帰せられた精神病学は終焉したと言っても過言ではない。

さらに、最後に付加しておかなければならないのは、高齢化社会にともなう老年期精神障害への対応である。人類はかつての平均寿命を二〇年も延長した。これに応じる老年病学は新しいページを加えなければなるまい。

精神科周辺は多忙となった。ここ香医大における精神科・神経科は、これらの分野の要請に応じるべく、フル回転である。まだまだ多くの力と手を必要としている。ウツ病の生化学的追究、精神疾患に対する社会精神医学的フィールドワーク、てんかん、とりわけ難治性型に対する特殊薬物治療体系の確立、代謝性脳症などに対する総合的アプローチなど、多彩な方向に出立したいところである。学生諸士の卒業が待たれる。新しい力がなくては、以上の如き難問は到底解きえない。諸君の新しい脳をもって、「脳」学を推進したい気持や切である。

香川医科大学学園だより（一九八五）

精神医学と現代

対象の多様化

精神医学は今、変貌と多様化の時代を迎えている現代社会はその社会自体の病理性と相まって、「正常」と「異常」の境界を失った。いわばモザイクの如く錯綜し、色彩にたとえれば、すでに淡泊な境界を有していないと言えよう。社会心理学、教育心理学の実際面においても、精神医学が必要とされている。

精神医学本来の領域においても、児童・思春期の諸問題、統合失調症者の軽症化、非精神病性ウツ病の増加、初老・老年期の対象拡大など、ざっと挙げても、そこに単に「狂気」として位置づけられてきたものが、変形・縮少され、一方生理（正常）的とされたものの中に、浸蝕的に「病理性」がのぞいているのを感知されるであろう。

これらはいずれもいわば非生物学的視点として列挙したものに過ぎない。

伝統ある生物学的精神医学は神経伝達物質などの新知見を得て、その黎明を新たに見ようとしている。いずれにせよ、精神医学周辺は多忙となった。さて、「医学の窓」ならぬ、やや「裏窓」的になるが、もう少しこの現代を精神医学との関連で考察してみよう。

民族学的考察

病気の問題を考えるとき、民族学でいうところのハレ・ケの援用が役立つ。これは精神医学に十分に、いや最も充足するところではなかろうか。

〝やまひ〟は古い日本語である。延喜式の忌詞のなかに、〝やむ〟〝気やむ〟とある。従って、気が枯れれば病気である。それまで充足されていた気が衰弱した状態をさす（本朝医談）。

一方、一般の理解では一言で、ハレは祭日などの非日常を、ケは普段を意味すると考えてよい。

はじめに現代は境界なき世界であると書いた。

これを民族学的ハレ・ケ論でみてみよう。つまり普段の日常生活であるケと、祭事などのハレの区別がなくなっているのが現代だと、いってみることも可能だからである。

卑近な一例を学生諸君の場合に当てはめてみよう。受験勉強の時代を想起されよ。それは暗い、そして忍耐の必要な味気ない毎日の連続であった。

これは民族学がいうところのいわばケにあたる。

そして、晴れて合格。これは文字通り、ハレである。このようないわばケジメは古くから守られてきた生活の規範の一例であろう。ところが現象的にみる限り、現今たしかにケはみられるし、当然これに対するハレも見える。しかしである。このハレの終焉が明らかでないように見えるのが昨今の学園風景ではないのか、という気がしてくる。

「君は晴れて入学を許可された。おめでとう。」

しかし、このハレは少なくとも何日間にのみ許可された祭事であって、直ちにケに立ち帰り、何年か後にやってくる再度のハレに向かって、「普段着（ケ）」の生活に戻らなければなるまい。いつまでもハレていては、現代的に言っても、おめでたすぎるということになろうか。少なくとも、民族学はそう教えているように思われる。

近代心理学に転じて

ここにいきなりエリクソン[1]が登場しても驚かれるむきは少なかろう。自我同一性でよく知られている。つまり、ハレの気分の持続は「発達過程」に背反する。役割の混乱である。自らが次にそなえようとするハレの忘却である。自我同一性獲得の得られるまま、そこにとどまることは、普段のケの生活は不可能であり、次のハレはやってこない。

ケジメのないハレ気分はやがて…五月の病いに連がるかもしれないことは、賢明な諸兄はすでに気付いているであろう。

香川医科大学学園だより（一九八八）

（1）エリクソン：Erikson, EH（一九〇二～一九九四）
人間発達漸成原理を主張、精神・社会的視点から一生の段階的発達を体系化した

内田百閒のパロキスマーレ・タヒカルデイア

内田百閒を奇人伝中の人物にしてよいか異論もあろうし、地元の愛好家を数多く知っている者にとって、やや躊躇せざるをえないが、百閒が素封家の息子で、一家に溺愛されて育ち、わがままで変わり者と言われてよい一面を持っていたのは事実であろう。

これまで筆者は、内田百閒と精神医学というややあいまいな関連を追及してきている。百閒の持つひょうきんさ、おどけ、フモール（ユーモア）の陰に、若くして神経症を内包し、心気症と断じられる側面があったことを思うと、さらに百閒ファンと化す。今回、その心気症の一つである発作性タヒカルデイア[1]を持っていたことに触れてみたい。

百閒の弟子で側近にあたる、平山三郎氏の『実歴阿房列車先生』によると、百閒の動悸持ちの次第が明瞭になる。

「元来私は、動悸持ちで結滞屋で、長い間一人で居ると胸先が苦しくなり、手の平に冷や汗が出てくる。…原因が気の所為だとしても、現実に不安感を起こし、…一人旅なぞ思いも寄らない。…もし今度の思い付きを実行し、一人で出掛けたら沼津あたりまで行った頃、既に重態に陥った様な気がするであろう」

不安神経症、心身症の説明に好適な教科書はだしの記述である。しかも、その言に、特有の誇張とおかしさがあり、パントマイムをみているようでもある。

ところで、この発作性頻脈を、ほぼ八〇年前の大正から昭和にかけて、すでにパロキスマーレ・タヒカルデイアと文豪が言っていたのかという感慨も湧いてくる。そして、百閒が独文学の教師でもあったから、語尾にみるドイツ語表記もまた面白い。

その他、百閒は、自らの随筆の表題に、高所恐怖、広場恐怖などを掲げ、いわば不安神経症を実演している。ここまで書くと、百閒がやや精神医学の中に突入してくることになるのだが、その精神構造には、それほどの病理性はなく、むしろ凡庸な愛すべき変人であったと改めて思うのである。

日本醫事新報（二〇〇八）

（1）パロキスマーレ・タヒカルデイアは、発作性頻脈で、発作性神経症として不安神経症のひとつと考えてよい

II

老の臨床

老年期モラトリアム(1)

大手商社のかなり上役の知り合いが定年退職し、すっかり暇になったので、晴れて週日にゆっくりゴルフを楽しみたいと、響きのいいコールを送ってきた。かくして、早々に実現の運びとなり、終日緑を満喫した。

ところが、その後、音沙汰がなくなり、偶然彼の奥様にスーパーで出くわして、いろいろと彼の近況を聞くことになった。

退職後しばらくは快調で、朝の目覚めもよく、勤めのない自由を胸一杯に吸い込んでいたらしい。そのうち、なにかぐちっぽくなり、いらいら落ち着かない。在職時の堂々の風格も消え失せ亭主関白も影が薄く、気の毒と夫人はいう。

また、暇だからスーパーに代わりに行ってやろうと、それこそ前代未聞のサービスぶりをみせてはくれるのだが、照れくさいのか、人気のない早朝にでかけ、まだ開店していなかったと肩を落としている。最近は図書館によくでかけるが、これも実は、昔の学生時代の習慣を再現しているだけで、椅子に沈み、居眠りもできないまま時をもてあましているようです、とも。

煎じ詰めれば、仕事以外にまったく何もできない人であり、ゆっくり旅にでもと人並みに何度か出かけたが、風情を楽しむには程遠く、家に帰りたがる。夫人と二人でゴルフに出かけてもいるが、負けるとひどく悔しがり自滅、キレてしまう。

なにか、「亭主は留守がいい時代がなつかしい、こんなの、一体どうなんです」と、追及のまなざしである。

最近間々あること、他人事にあらずと、前口上。要は、まだ老木にあらず、生木が裂かれたんですな、引退の真の受容もないままで。かのエリクソン先生は、統合対絶望の段階として位置付けたようですが、時代の先取りはできなかった。とてもあるがままに存在するなんてできません。成熟を受容すらしていない。ましてや非存在など、彼方遠しです。なにかを決定できない通過期でしょうか。そうです、若者のあの執行猶予期間、老年期にもこのモラトリアムは存在し、自ら決めかねる小未来が見え隠れしている。こう申し上げてよろしいかと思うのですが、奥様。

日本醫事新報（一九九七）

(1) モラトリアム：エリクソン・EHの段階発達理論における意思決定の際の執行猶予の意。エリクソンは円熟期を、自分の寿命を考える年代として、過去の充実した生活を振り返り、自分を価値あるものと感じる自我統合性と、これがない時の死の怖れ、絶望、嫌悪などとまとめた。これを自我統合性対絶望としている

ぼけの昨今

ここ毎日が呆け呼ばわりの昨今、「認知症」という聖なる領域に突入するのか、よれよれで、川縁に踏み止まるか、折に触れて気になるところである。「物忘れはしても、良性の呆けです、進行しません」など、御託宣をたれても、何も担保にはなるまい。ズボンのチャックは一〇回に三〜四回は全開で、ひとは目をそらせているに違いない。

一度に二つのことをせっかちにするな。新聞を取りに出るときはそれだけで途中で他事に目を向けるな。何を取りに出たのか、ああ新聞かと気がつけばまあそれなりにまだいいレベルにあるというべきだが。「あれあれ」症候群はもう初老期に始まる夫婦の常態。やや時が経てば、ほとんど同時に思い出せるから、脳裏に生きているということか。

先日、珍しく観劇をした。そばで、老婆とおぼしきが、暗がりの中、しきりと紙袋の中をかき回して何かを探す。かさかさ、相当にいらだつ。おおげさに当人をにらんでも暗いから気づかない。女房のやつ、同じことを、私がいつも手提げバックでやっているという。傍目八目もいいところかもしれない。

どうして横断歩道のないところを、いかにも左右を確認したかのような格好をし、顎を突き出して斜めに渡るのか。食物をぼろぼろ前にこぼすな。知らない人にどうしてそんなに気やすく話しかけられるんだ。だんだん鈍くなるに違いない。大体、全体に汚くなるようだ。だれかが、「ネクタイをするようにしたほうがええぞ、」と教えてくれた。デパートの朝まき、ゴルフ練習場の昼間、似たような服装は年金族か、それとなくわかる。これは女性に多いと思うんだが、どうしてひとの不幸の噂話ばかり、本当に気の毒に思っているんだろうか。自分の方が少しはましかと思いたいのだろうか。老夫婦の軽自動車は視野狭窄です。左によってくれませんよ。まっすぐ前を向いたままです。こうしたわが八つ当たり、これも「老い」を深く感じたればこそのこと、自戒は込めておりますぞ。

さて、こうした醜き現実がそのまま嵩じて、アルツハイマーの里に繋留されるのでしょうか。「ア」病になるかも、ならないかもも、まったくわからないそうです。若者のキャッチフレーズではないけど、「わたしがア病にならない理由」も、「なる理由」も、ともに存在してもよかろうかと思うのです。

緑陰にて思考すれば、だれにでも起こるような老いの醜さは、「ア」病には無縁という楽観論です。私流に結論すれば、こうしたいわば横に広がる限りなき低落は底値横這い。問題は静かに、いわば縦に突入する忘我ではないかと思うのです。

日本醫事新報（二〇〇二）

逆は真ならずの例証

認知障害の臨床にあって、よく飛び交う用語は、長谷川式簡易知能評価スケール（HDS-R）[1]であろうか。スタッフ相互の間で「長谷川式で何点」といえば、それで一応の了解となり、事が進行する。

さて、最近「遺言」と認知症をめぐって、遺言自体の有効・無効訴訟が増え、これまで何度か精神鑑定を命ぜられ、ことの是非がその都度、当のHDS-Rが主役であったように思う。このテストのスコアが争点となると、少なからず問題がある。

結論的には、認知症は臨床診断であり、認知症状があればHDS-Rは下降する。しかし、HDS-Rが下降していても認知症があるとは限らない。老婆心めいて恐縮であるが。つまり、逆は真ならずである。当の創始者、長谷川先生ご自身、何度も指摘されている。

まず一般に、このテストを認知症診断スケールと合点している人が意外に多い。そうではなくて、知能評価スケールである。ターゲットは確かにアルツハイマー型認知障害であり、短期記憶の障害が敏感にキャッチされるようにうまく創られている。ここで、知能の定義、認知の概念などに触れる余裕も資格もない。ただ、このテストが便利で簡易なものであるから、とかく複雑な人間機能の枠づけに、ある方向とコンセンサスを得る上で大変貴重なものであるとは思う。うつ気分があるとする。スコアは低下する。家族間に諍いがあり、老軀には重い心痛であり、同様である。意外にわかりにくい意識障害、せん妄の中でもスコアは低下する。誰が、いつ、どこでテストを施行したか、医師か、スタッフか、重要な要件である。短期記憶はデタラメでも長期記憶はかなり保持されていて、往時の追憶がなまなましく語られる人のスコアが一〇点以下のことも少なくない。

遺言などにあっては、かなり認知症があっても、十分真意の窺われる、簡単な遺言は可能であり、生活史と符号した蓋然性のある書が作成される。スコアに発する結論は困ると思う次第。

日本醫事新報（二〇〇二）

（1）長谷川式簡易知能検査：HDS：Hasegawa Dementia Scale-Revised の頭文字をとって HDS-R と書かれる

在宅アルツハイマー

在宅しているアルツハイマー型[1]のご老人は、どれくらいの数になるのであろうか。多くの家庭では、何とかこれまでの生活環境の中で、残りの人生を全うさせてあげたい、親を施設や病院に入れるのは子供として忍びないなど、複雑な思いの中で、ギリギリのところで踏ん張っているということのようである。しかし、一方、あっさり、さっと、どこかに入ってもらったという向きもある。この両者の親思いに相違を探すつもりは今はない。

本編の主題は少し視点を変えたい。つまり、同じような環境、経済背景にあって、入所・入院に至る諸々の理由の中で、病前のご本人の性格の相違に要因があるのではないかと思うところがある。その辺に少し触れてみたい。

筆者は精神症状を専門にしてきたが、この精神症状には、パトプラスチックに、つまり、病状可塑性の強い側面がある。病状の違いは、環境要因、培われた人格の相違によって大いに異なる。認知症疾患において然りである。結論的には、人格円満だ、対人的にも事を起こさないご老体は、アルツハイマーになっても数年にわたって在宅可能であり、独居すらできているとも少なくない。短期記憶に著しい障害がありながら、長年の平穏な繰り返し行為は可能だからである。新しいことが舞い込まないと、それほど大きな変化は起きない。

では、在宅がどうもむずかしいというご老体はどうか。人にはいろいろのタイプがあり、筆者があれこれ申すこともないが、まず、強迫性で、こだわり、確認反復などの傾向の強い人は、在宅はおろか、入所などしても職員を悩ます。日頃、落ち着きがなく、活発で気分のレベルの高い人、これも苦しい。不安・心気・抑うつタイプにも早くから保護が必要になる。

アルツハイマー型そのものの疾病構造については、専門家に譲りたい。ただ、言動の基礎をなす精神機能の表出には、局所器質障害の強い血管性型と異なり、統合機能解体のアルツハイマー型においては、病前性格を基底にして、知的な人格障害の症状相違を生む。よき人柄が肝要である。

日本醫事新報（二〇〇五）

(1) アルツハイマー型：認知性障害の一型、ここでは老年期認知症を指すことにした

老年期精神療法は方言で

老年期認知症に対する面接は、いつもの「精神科面接」と若干趣を異にする。治療者というか、何かお役に立ちましょうかという関係が前もってあるわけではないし、患者さん自身も自分が患者だという意識を持っておられるわけでもない。目の前にいるのは医者らしいとは思っていただける場合の方が多いだろうが、高度の認知症になると、それすら難しい。

精神障害の場合でも、なるほど、自分が病気とは思わないことも多く、どうしてここに白衣を着た医者なるものがいるのかと、そう、病識を欠く患者との面接も、もとより少なくない。精神科面接の技法についてあれこれここには述べられない。詳細はかの神田橋條治先生の著作でもじっくり勉強してほしい。

さて、老人の場合が今回の話題。面接は、なによりまず状態を予測し、言葉をもって進行させるのがその始まり。自分からべらべら喋るご老体には診断は可能でも、本人の都合の悪いところなどを聞いてあげる上では、面接という場面に立ち至っていない。対座して、なんとか心の内なりなんなり、何か口外してもらわないと困る。幾分なりとも癒すなどとはおこがましくて言えないが、「早く家に帰りましょうね」くらいの会話が要るだろう。

老年認知症、もとより回復の可能性なしということになっている。つまり、その治療法は今のところない。治療を広義に解釈し、付き合う、癒し、なぐさめるなどが眼目だが、これらは医者が勝手に言っているだけで、少しはまあ浸透することを祈りたいのだが、どうか。したがって、はやりのQOL(1)の向上をもって、医師の無力を隠蔽という次第になっている。

通常、アルツハイマー型か血管性かがわかれば、あとは痛いところ、きついところなど、あれこれ聞いたり、脈に触れたり、腱反射を診たりして場を作る。聞く、何かを話す。この時は遠い昔話がよろしい。結構会話になる。それまでのちぐはぐな作話症とは打って変わって、生き生きと水を得た魚みたいになる。この際、その地の方言dialectをもってなすということ、これが肝心で、今回の結論である。医者がその土地の出身者なら問題なし。そうでなければ、簡単な導入部の一言や二言くらい、イントネーションをそれらしくするくらいの前準備は必要である。一応の流暢さが要る。聞いたことのない調べでは認知症の壁を通らない。

精神療法は方言でということになる。一般の場合にも基本的に必要なことかもしれない。

日本醫事新報（二〇〇二）

（1）QOL：Quality of Life,「生活の質」と訳されている

老いの界隈

岡山はみさおやま（操山）西南のほぼてっぺんにあるわが家から、ヘアピンカーブを下ると旧道西大寺線に出る。今でもちょん髷がひょいと姿を見せてもおかしくない風情が残っている。わずか二台の乗用車がすれ違いに苦しむ毎日である。ここをともかく通らない限りすべて事が運ばない。朝、とてもやっかいである。車同士のことではない。中・高校生が自転車で通学する。あえぎあえぎ護国神社方向に上がっていく。いつも同じ時刻になる。少しずらせて通勤しようかと思うのだが、老いに甘えてはいけない、いつも同じ時間で一緒になる。

さて、これまた老いのちょっかいなんだが、女の子にひどいのがいる。こちらは初めから低姿勢。通学という真剣な将来性豊かな世界を、懐古の情を含めて、温かな態度に終始しているところなのだが、どういうものか、女の子に限ってでもないのだが、二列になって魚の川登りよろしくふらりふらりと登っていく。危ない。しかし警笛は鳴らさないようにしている。先日は思わず鳴らしてしまった。

一四、五人の前後に連なる学生の何人かが振り返るように私をみた。睨みつけるような横目。中には、すみませんというような表情をみせる子どももいる。共存の親しみを見せるのは、しかし、男の子のほうである。むっとして、この爺という顔をあからさまにするのは女の子。お互いじゃない、こんな狭いところで、私たちだって一生懸命やっているのよ、もともと車のほうが譲るべきよー、と顔に出す。わかった、わかった、悪かったよ、だけど、せめて一列に、一側に寄ってもらえないかね。私のほうはそういう思いにもどって通り過ぎる。いつも。

人馬一体、これぞ日本の交通事情。実は今回言いたかったのは、こういう実態の経過ではなかった。こうした女の子について思っていたことがある。その顔が、その仕草が、そのまま行く末のおまえさんの姿なんですぞ、どういうおばさまにあなたはなるのでしょう、そうです、今のその顔がそのままトンネルの向こうにあるのです。ティーンエイジの時に、もういじわるおばさんの顔がみえている、だから、いい子になろうよ、と私はバックミラーに屈折させてつぶやく。

日本醫事新報（二〇〇三）

重力との戦い

『我が闘争』[1]なる、嫌なタイトルの伝記があるが、目下のわが闘争は、重力への逆らいに集約される。日常の立ち居振舞いすべてにおいてしんどいのは、上下・縦・垂直方向への動きである。

先日、ある施設入所中の老人が待望の外泊を試みたが、すぐに舞い戻り、わが家の畳ではとても立ち居が困難でしたという。育ちを越える難儀さであったという。つまり、施設のベッドのほうが重力に対する負担が軽いということになる。

わが身を振り返ると、庭仕事を生き甲斐にしている昨今、とみに上下運動、かがみ込む、立ち上がるが困難で、草取りにも膝当てがいる。腰痛の回復は遅く、意欲を殺ぐ。ベットで寝起きをしているが、早朝、水平横臥を縦方向にするのは、かなりのヨイショが必要で、足をまず重力におもねって着地させて移動ということになる。

「親の法事をするから帰郷されたし」なる兄の通信に、お寺に椅子は置いているかと尋ねて顰蹙《ひんしゅく》を買った。宴会も遠のいているが、若い人に誘われても、座敷か椅子かを尋ねてから出ることにしている。何事も縦・横の基本に依っている。

「山のあなたの空遠く」思い出すのは、サイン、コサイン、タンジエント。三角形ＡＢＣの角Ｃが直角の時、辺ＢＣとＡＣとの長さの比を角Ａの正接といい tanA と書くと、傍にある国語辞典が苦手科目を思いださせる。この比が垂直に短く、水平に長いようなバランスに動きをすれば支障がないということになる。縄跳びなどは絶対禁忌である。老後の健康法は歩くことにあるといわれている。

歩くとは、もとより重力への逆らいを含んだ運動に違いはない。重力をまったく無視することは事の摂理に反するものであるから、多少とも重力を抱き込んで水平に事を行うをよしとしたい。バランスのとれた運動なのであろう。

ぎっくり腰も経験済みだが、腰痛があっても不思議にゴルフはできることがある。ゴルフは水平の軸回転であるからかもしれない。老年期のレクリエーションには社交ダンスがよいらしい。これも、床をすいすいのリズムが基本であるようにみえる。水平運動である。

さて、何かが欠けている気がしてきた。そう、もっとも大切なことは、老年期の健康自体が目的ではなく、元気であることは、老後を生き、これを楽しむための不可欠な条件ということにすぎないと思う次第。

日本醫事新報（二〇〇六）

（1）「わが闘争」：Mein Kampf（独）アドルフ・ヒットラー Hittler の書

アルツハイマー型老年認知症――初期のアプローチ考

老年期認知症の臨床には、なお多くの問題が残されている。この中で、取りわけ、初期の診断と治療に対して、格別の関心がもたれている。

極めて初期のアルツハイマー型認知症（DAT）[1]の診断は可能か、人間学的アプローチの上で、どのような姿勢が必要であろうか、初期の病感（病識）にどう対処したらよいか、などその課題は多い。

今回、雑感あれこれとして、二症例を提示してみる。ありふれた病像かもしれないが、病者、そしてそれを取り巻く家族を包含する現代的課題があると思われる。

〝私の病名は一体何ですか〟

症例は五一歳の女性、医師である。

検査と治療を開始して間もなく、主治医に向かって尋ねた質問が、「私の病名は先生一体なんなのでしょうか」というものであった。

ここ二、三年前から、彼女にある変化が起こっているのに周囲はきづいていた。その多くは性格面における対人関係の障害であった。もともと、強気なところがあり、攻撃的で、自己中心的ではあった。これが、極めて誇張された形で周囲に影響を及ぼした。次第に、物忘れも加わったのであるが、入院検査時には、長谷川式ではなお満点であった。脳波、CT上にも異常はなかった。

「医学部の卒業年次は?」と尋ねたときなどに、その症状が明らかに出現するという次第であった。種々の除外診断を経て、DATと診断した。そして、ほどなく、標題のごとく、〝私の病名は一体何ですか〟に至ったわけである。

前の主治医は、患者にDATであると、告知したようである。当惑に近く一瞬けげんな面持ちに近い表出が走ったと主治医は述べた。しかし、かえって、抵抗と攻撃、反ばくなどの姿勢は消褪したと報告された。今も、記銘力低下を自ら訴え、病床にある。

〝母はよく嘘をつくようになった〟

症例は六一歳、女性、華道の先生である。物忘れが主訴であったが、家族の報告の主体は、本人が最近よく嘘をつくということの方に比重があった。それは人が変わったような印象を取りわけ強く娘に与えたからであろう。初診時には、しかし、外見はしっかりしており、高等感情の表出も豊かであり、身だしなみもよく、華道についての衰えはないとみられた。

長谷川式は、二七・五でサブノーマル、脳波、CTは正常であった。除外診断の過程を経て、DATと診断した。

問題のコルサコフ様症状はしばしば認められた。治療者側からみれば、それは、患者の必死の防衛機制の表現であるとすぐにわかる。物忘れの指摘に対して、何かと理由ある反論を試みるのがとんでもない作話となったのである。

老年期認知症の治療は多面的で、多くの側面がある。その最終的な目標は強すぎる逸脱をくいとめ、その人に似合った終幕を美しく飾ることかもしれない。

いたずらに自然に逆らい、寿命という必然に立ち向かうことに疑問とためらいを憶えるといえば、それは科学者にもとる感慨なのであろうか。しかし、ある人は早急に、ある人はゆっくりと老いるということもいえるのではなかろうか。治療が全経過を包含していうべきものなら、その初期にこそ、治療者に今ひとつ違った何らかの姿勢が要求されるであろう。

クリニシアン（一九八九）

（1）主要な認知症疾患は、アルツハイマー型（AD）、レビー小体型、血管性認知症、前頭側頭葉変性症である

III

キャンパス乱気流

学校医の一口メモ〝私は医師になるのか〟

或る日の午後、かすかに、というか、ごく軽く触れるような音で、私の部屋をノックする者がいた。「どうぞ」という私の声に応じて入ってきたのは、ジャンパーにジーパンというありふれたスタイルの一学生であった。

「〇年の〇〇といいます。ちょっと話したいと思いまして…」ドアをノックした時と同じく、声に響きもなく、低く、オズオズしている。

暫くあれこれ、ギクシャクしたまま、話すことは話した。しかし、けっきょく要点がはっきりしない。変な問答と相成った。最後に意を決したように、その学生から出た言葉は、「私は医師になるのでしょうか」というものであった。私はいささかあわてた。入学以来数年を経過して、まだ医師になるのかどうか自問しているのである。以後の会話はこの学生の名誉のために保留しておく。

この質問を分析すると、次のような色々な言い方に分析できるかもしれない。

「私は医師になるだけの自信がない」

「私は医師になるだけの資質に欠けている」

「私は医師になれるような気がしない」

「私は医師になっていいのだろうか」

「私は医師になろうとする積りはもともとなかった」など。

このうちどれであってもよい。ともかくこれらはいずれも自己不確実感に基づくところの不安、いわば今風にいえば、自我同一性障害（identity disorder）としてまとめられる青年期像である。医師志向ブームの裏で、またひそかに増加している、か弱いストレイシープというべきか。私は、しかし学校医として答えなければならない。「そんな自信のないことでどうします、いっそ退学したらどうかね」などとは言わないであろう。「そのうち、そういう悩みは多少の曲折をもっても、いずれ解消します、開きなおって耐えてみよう…」あまりうまい説得ではないが、もう少し猶予期間〝モラトリアム〟めいた時期を設けて何度も話そうということで別れた。どういう形にしろ、つまりもう少しモラトリアムを得てidentity statusをうるか、何か違う形のものに拡散していくのか、今のところわからない。しかしその前にこの自我の確立に至る道程にまだけりがついていない自分を認識するところから始めなければならないであろう。

この学生に決して私は病理性を見なかった。そして彼の表情のどこかにまたホッとした微妙な安堵感の流れるのを読みとった私の方も、一方でかすかな安堵感を暖めていた。

香川医科大学学園だより（一九八五）

良質医めざし「医大村」から発信

一県一校の医学校構想で、全国どんじり、ここ香川県木田郡三木町池戸に医大ができた。いつのまにか、学生がつけた「医大村」。高松市の東南一〇キロ、田園、池、これを「村」と呼んでむべなるかな。ここに良質の医師を養成しようというわけである。

昭和五三年、正式に設置が決まったが、これに先立つ昭和四八年に時の政府高官が現地を視察したとあるから、ほぼ二二、三年が、それから経過した。二三万平方メートル、丘綾を削った台地、地下に岩盤を有し、喬木《きようぼく》育ち難しと言われる。西北の風の通り道。時折うなり声がビルに響く。

都市型文化旺盛の今時、風光明美、環境抜群とはいえ、ここに住む人が根を下ろす文化の育成が可能か。国が県が、一石を投じてテナントを募集したわけではない。地域医療に直結する信頼される医師づくりは目下、悪戦苦闘中である。

村民は医師（教官）二四〇人、学生六〇〇人、大学院生一六〇人、看護婦三三〇人、職員三六人、いずれかに霧散した者多し。「僕が医大に来た理由《わけ》」を問うパンフが風に舞い、なまかじりのメディアを身に着けたつもりでいずこかに消えていった。上層部は当然ほとんど他大学出身、郷里を異にする者多し。看護婦は年次、数十人が入れ替わるという、いわば集団就職、集団退職に似る。不思議、かつ例のない就職戦線。なお定まらぬアイデンティティに苦しんでいる者多し。

「ラーメンのうまいのがここにはない」と、そそくさと出身大学の町へと去っていた講師。「父の関係で大阪へ帰って研修します」とそっけない女子学生。「毎日が同じで、周りも同じものばかり。いい人にも会えなかったし会えそうもない。ここで、もうどこかに飛びたい」と、東京のガンセンターへと離村した看護師。

大学の本来の使命は学生教育にある。当のご本尊たち、いまだこの「医大村」入村の理由を明らかにしない。

新しい苗が深く根の張った大樹に育つのは初期のケアが極めて重要。生きがいのある村づくりは新しい日本の文化の型として定着させねばなるまい。

T教授、自嘲気味に言う、なお医大村、「医師免許取得センター」を超えずと。

さぬき・ら・ら（一九九五、朝日新聞）

〝僕が医大に来た理由〟

秋になると、例年わが校でも「医大祭」が行われている。いつとはなく、私の机の上にも、そのパンフが置かれている。

大学祭には、その年々のメインテーマが掲げられる。特別講演者の知名度の方が優先して、テーマの影が薄い時もある。「限りなき前進のために」、「今、人間らしさとは」、「この歩みを確かなものに」などなど、ありきたりのキャッチフレーズでそれらしく表現されていたりする事が多い。時には「ウイル（will）だとか、「スパーキングナウ」、「エトバス」など、すこし学生らしいひねりをみせたものも見られる。

さて、最近、「僕《ぼく》が医大に来た理由《わけ》」というのがあった。これには少し先行要因があるのか、少し前も同種のものがあり、「医大という名のもとに」というのもあった。このテーマに大小二つの点が気になる。先ず、今、あからさまに、医学部にきた理由を問い直そうとしているところ。学園祭のテーマに、自分がどうして医学を選択したのかを、いよいよ堂々と問おうとしているのにはいささか戸惑いを憶える。入学試験の面接できまって尋ねられるテーマに自ら挑もうとするわけであろうか。この問い自体にいわば学部優越性、おごりなどの要素が無ければと思う。もともと、医師になりたい理由は自ら決めて受験しなければならないところであろう。

私の願いは、これから先アイデンティティ障害(1)に陥ることなく、医師になりたい理由を生涯に亙って問い続けて欲しいと思うのである。

もうひとつ、僕《ぼく》がという男性表現である。今、女子学生は一年から六年生まで、すべて三〇%を越えしている。因みに昭和三七年、全国文学部における女子学生の比率が三七%に達し、大学はハンドバックかと亡校論が時を賑わせたことがある。あれから三十余年、今、医学部も三〇%の大台に達している。その論議はいまできない。ただ、僕が医大に来た理由《わけ》と、男子と一体化した表現を女子諸君が許しているのか、単にはやりのキャッチフレーズをそのまま転用しただけで面白く表現したのか、などが気になる。三〇%を越えても、まだ花嫁学校の気持ちなのか。

総じて、どこにも医学を選択したもっともらしい理由を見つけることが出来ないし、この「医大村」の住民になった理由《わけ》をどこにも発見できないのである。僕が医大にきた理由《わけ》は、まさか、医師免許取得センターに入所するためではあるまい。真の医療は根強い文化の基盤がなくては育たない。

香川医科大学学園だより（一九八六）

（1）アイデンティティ：精神分析家エリクソンの〝自我同一性〟の意

国際交流

国際交流表敬訪問でカナダはカルガリーへ出かけた。サンフランシスコで乗り換え、同じUAで、七四六便、16Fに身を沈めた。あと三時間弱、まあ辛抱と腹を決めた。隣に、当初、孫とおじいちゃんかと思った親子がいた。白人は老けて見えることがある。おつむのてっぺんが私と同じ程度だと見てとったための錯覚であった。よく見ると、まだ若そうである。白人の年齢を間違えることは多いが、向こうもそう思っているらしいことも、いつか聞いたことがある。子供の言葉が多少聞き取れるように私も落ち着いてきて、離陸後、うつらうつらしていた。「ダディー」、何度も呼びかけるのが耳に入る頃から、はっきりと父と娘、つまり四〇歳前後と四〜五歳の娘と判断した。あとで、バゲッジカウンターでわかったことだが、父の方は草履、つまり日本人式の緒のついたものを素肌で履いていた。どこかグレグ・ノーマンに似ていた。隣の席だし、肘と肘とが当たることもあり、なにか会話をするようになった。正直言って私の方は寝不足でもあり、外国旅行で、相好をくずして無理に下手な英語を言ってみようかという時代は通り越していた。型どおり、「ドクターか、君は、何が専門か、学校で教えているのか、じゃあプラクティスはやらないのか」などと進んだ。当の娘の方は、なるべく遠くからという風で、この東洋人を眺めていた。目が合うと、子供らしいアクションを示したり、横目でうかがったりしていた。

物珍しいというのではなく、むしろ警戒する風が見て取れた。父と娘の組み合わせを、私の心は尚探っていた。「六ヵ月の男の子がいて、ワイフは今家を出られないんだ」と、男は説明した。私の方はと言えば「決して関係は悪くないな、まあそういうものなんだろうかな。しかし本当にそうなのかな」と思ったりしていた。片側三席の中央の席についている機内電話機をしきりにいじっていたその子がマミとこれで話したいとせがんでいるのをみて、まあ関係は悪くないんだろうと思い直した。娘とどうしてカルガリーまで二人で行くのか、まではもう聞くまいと思った。「ニュージャーシーからニューヨークに出て、サンフランシスコ経由で、カルガリーに行くところだ」、「もう一五時間乗っている」、「この子は途中よく寝たんで、こんなに元気なんだ」、「カルガリーには、一六年も住んだことがある。雨が多く、寒くて、全く、ボアリングな所だ」などと言う。カルガリーをよく思っていない風が読みとれた。

そうこうするうち、その娘からちょっと口を突いて出た言葉がぐさりと私の心を突いた。「ディファレントネイバー」であった。その子は私のことを、いわば「隣は違う人」と感じていたのである。もう少し言えば、「私達と違う」、あるいは、「変わった人」という意味であろうか。アメリカは多国籍の集まりであるのはいうまでもないが、人種というだけではなく、何か、なお、異なる印象を持ったのであろう。国際交流の会議中、何か重い思いが、初秋のカルガリーの空のように胸を塞ぐのを感じていた。

日本醫事新報ジュニア版（一九九三）

容易でない「精神科」偏見の払拭

「精神科」という言葉、精神障害、精神病などに対する偏見と誤解の根強いのには、いくら充分免疫のある私どもにとっても依然として頭痛の種である。

敬遠という言葉がある。敬遠とは、かならずしも敬って避けるのではなく、なるべく近づかないようにしたいということも含められている。後が面倒になるということにおいては、野球の敬遠は、敬い、かつ避けるのだからすっきりしている。今私がこだわっているのは、敬遠に嫌悪が加わっているような関係を言いたい。つまり、精神科医は敬遠されるのか。そうだと思っている。その中で、もっとも困ることは、一般医家、すなわち、医師が、もっとも露骨な偏見をあからさまにするのに遭遇することである。もっとひどい話では、精神科医自体におかしな人が多いという偏見も一方にある。けしからんと言えば、感情的になってしまうから、何らかの統計資料でも提出して、決してそんなことは無いという事実をいずれ示したいと考えている。話を元に戻して、この医師自体の偏見を是正するためにどうしたらよいか、色々と思いあぐねているが妙案もない。

ただ、遠回りだが、ひとつの方法がある。それは、医学部、医科大学の学生講義で、統合失調症や、重度の障害のみを、それらしく厳かに講義をしないというのもひとつの方法であると考えている。統合失調症における思考途絶と、思考制止の区別などをどんなにうまく説明したつもりでも、学生には理解されない。これらは、卒後研修で患者に接すればすぐに体得される。思いきって、ライフサイクル精神医学に立脚した実践的、社会有用性にそった講義に限定する。リエゾン精神医学、軽症うつ病、老年期障害、思春期障害、アルコール医学などをより重点的にやる。どこにでもある精神科的問題を徹底的に学生に教える。重度の精神病はもちろん大切であるが、きわめて専門的なものであるかの如く厳粛にやらない。いくらやっても異常性のみが、おもしろおかしく学生の脳裏に刻まれ、正しく記憶されないばかりか、「気味が悪い、よくもそういう患者に接して医師が務まるものですね」位の学習効果にしかならないわけである。学生に対する重点講義の二、三の例を示してみる。

その一、思春期障害。思春期の子供を持つ親の心、態度、これには精神科的アドバイスが必要である。すなわち、子供が犠牲者である場合のほうが多い。親自体が精神科のコンサルテイションをうけるべきである。君たちもいずれ人の親になる身です。

その二、産後のケア。術後に多い精神障害などを例示する。日常診療において、患者の日々のストレス、イベントなどの先行因子への理解が必要である。ストレスを心身医学の中で正しく位置づけ、自己評価を超えた、性格（パーソナリティ）への気づきが重要である。

その三、アルコール医学。ここでも精神医学の心得が是非とも必要である。精神科医でなければ、酒害対策に立ち向かうことはできない。それは決して身体的禁断症状や、中毒症状だけに限られた問題だけではないからである。酒害、いやもっと卑近に、アルコール問題はきわめて諸君に身近なことである。

その四、老年期。今や三〜四人に一人が老年期に入る時代である。精神医学なくして、老年医学はない。自明のことである。老年期の人格障害、精神状態に通暁したものでないと、内科医も務まらない。

以上の如く、学生講義の部分的比重を変えることによって、将来の医師のもつ精神科へのイメージはきっと是正されるに違いない。今までの教育が問題であった。この旧態の講義形式こそ、偏見固定と増強に一役買っていたことは否めない事実ではなかろうか。

全国に展開されている公的、私的なメンタルヘルス運動も、いやが上に精神科医への参加要請を強いている。しかし、精神科医の参画自体が、個々のケース介入への妨げとなることも多い。この社会第一線での強烈な偏見是正のためにも、コ・メディカルの層の厚い教育指導によって、正しい理解の裾野を広げれば、精神科的イメージの変貌が期待される。精神科的であることだけで、生活上特別な配慮を必要としない時代に至らしめなければと思う。自らの決意を含めて強調したいところである。

最後に、精神科の未来というか、精神科医の効用について触れておく。精神科医には他の医師にできない無形の技術がある。患者に対する共感的理解、支持的態度など人間対応の武器がある。磨きがかかれば、老齢に至ればいたるほど我々の有用性はたかまり、医師としてもっとも寿命が長くなる。そのときは、敬遠される存在ではなく、尊敬される存在に到達していることになる。

心と社会（一九九二）〔改変〕

Ⅳ　スポーツ

〝晴れた日曜日には山へ行こう〟

ホールインワン自分史

手前味噌を並べるの愚という自戒を込めて、ここで、性懲りもなく、ゴルフ自分史を語らせていただきたい。これまで一番の願望は、自分の年以下で一ラウンドをホールアウトするエイジシュートであったが、最近とみに下降の一途で、九〇歳から百歳になっても果たして達成できるのか覚束なくなっている。自信喪失の昨今である。ところがゴルファーのもう一つの夢である「ホール・イン・ワン」のほうは、昨春四月九日、所属の月例会において、四回目のゲットができた。そこで、わが四回の回顧を聞いてほしいという次第である。

ゴルフは、アメリカ留学中の昭和四三年（一九六八年）に始めた。ウィスコンシンのマジソン郊外のパブリックで、ほとんど毎週夕刻、二〜三回やったように記憶する。当時、一ドル三六〇円の時代。フィーは二ドル前後であった。

一回目は始めて間もない頃、ゴルフ場の名前がどうしても思い出せないが、一七〇ヤードばかりの打ち上げで、バッフィーで打ったように記憶する。グリーンに上がり、探しても自分のボールがなく、ＯＢのはずもないと思った時、仲間がピンを抜こうとしてマイボールを摑んだ。当時ほとんど何も知らず、大変なことをしたという思いもなかったように記憶する。

二回目は香川時代で、地元の町内会の人たちとのグランドCCの一七番ホール、七番ウッドが一六〇ヤードを捉えた。この時もグリーン上は見えず、ガシャという鈍い音を聞き、不遜にも入ったと感じたのを思い出す。いいショットであったように思う。

三回目は、出版社のI社長と千葉の総武CCで、この時も先のパーシモン七番ウッドで一五五ヤード、この目ではっきりと、グリーン上を約二~三ヤード転がって、すとんと入ったのを見届けた。この時はテレホンカードを作り知人に配った。文面に、「またやってしもうた。そのわけ？ 保険が切れとったんよ」と鬱憤をぶちまけた。

そして四回目は、七四歳の春、岡山帯江コース、一二番一四五ヤード、六番アイアンで狂い咲きとなった次第。

思うにホールインワンというのは、私の知る限り、ゴルフの達人のなせる業ではなく、何か運とか、ツキ（憑き）の世界で、名人必ずしも達成せずである。したがって、貧欲と楽天家よろしく、五回目を冥土の土産にしたいという想いが湧いてきた。厚顔無恥の手前味噌で恐縮である。

日本醫事新報（二〇〇七）

ゴルフに関する「シビレ考」

ゴルフがかなりメンタルなスポーツであるということは、腕の良し悪しにかかわらず、誰もが即座に「ほんまやのー（サヌキ弁）」と同調してくれるはずである。

他のスポーツもメンタルなことには相違ないが殊更ゴルフがそうだと言わざるをえない。それは何故か。次に解説することによって、少しは意とすることがご理解頂けると思う。私が精神医学なるものをかじって生きていることを知る人もいて「先生は精神科医やけん、緊張してシビれること、ないんと違うんな？」とよく言われる。冗談じゃありません。「シビレっぱなしですわ」と答えてはいる。

「シビレないコツがあれば、それこそ私にもっと教えてよ」と言いたい位である。

世に坊さんや牧師さんといわれる人があるが、彼らは生や死を達観しているのであろうか、と尋ねて見たい。たぶん、そうではあるまい。

私も精神科医なるが故に、余計にシビレることにもなる。

つまり立場、環境が人一倍それを意識させることになるわけだが、その道の人だからといって、悟りを開くほどの境地には自ら至れぬものである。しかし、私なりに考えてはいる。つまり、シビレることは『意識することなり』と定義することになる。

テレビ画面のプロゴルファーが、時として極限状態でシビレといるのが見て取れる場合がある。やはりプロはうまい！ アマの数十倍もの練習をすることにもよるが、シビレっぱなしの中に慣れて、ひとつの状態を創っているのであろう。

シビレを克服するためにはどうしたらよいか。

それはむしろ「常時シビレていればいい」ということになるのではなかろうか。いつもシビレていれば、逆に「常時シビレていない」ことにもなる。これを『ある集中力の下に置く』と言い換えても良い。いわばこのコンセントレーションの持続がシビレを克服する奥義。つまり「コツ」である。（おかわり預けるかな～）

このコンセントレーションについては、またの機会があれば、脳生理学的に解説してみたい。

簡単に言えば、ある種の緊張と弛緩の優雅な結合体であって、どちらかに少しでも移行すれば、片方は緊張し過ぎのベーター波、もう片方は緩みすぎのシーター波ということになる。いわば特有のトランス状態が、その目標スペクトラムである。

ところが、この状態はいとも容易に壊れるから、特にゴルファーは悩むことにもなる。

わが親友なるN氏はH七。名うての飛ばし屋。アイアンの名手。いつでもグロス七二でホールアウトできるような実力の持主だが、如何せん記憶力が良過ぎて心的外傷の克服は思うにまかせず、坂出カントリーの白砂八番が近づくと、私が言うところの「緊張側のベーター波」へと向かい、結果は書くまでもないことになる。

また誰とは言わないが、茶店のレディの笑顔や仕草に過剰な解釈をして、ついヤニ下がっていたりする。突如、綾川五番ミドルホールから崩れだすと言うことになるのは明白である。（失礼！）

これは、ほんの一例に過ぎないが、本誌編集者（A氏）が「原稿用紙超過！」と言っているような気がする。

コンセントレーションの継続、つまり、これが『シビレ克服法』だと思うが、あなたはいかに！

Sカントリークラブ会報（一九九五）

ゴルフがうまくなる性格

ゴルフに限らず、勝負事をするとその人の性格がよくわかると言われる。ゴルフをはじめて二〇年以上経つが我がこととなると、自分の腕前と、自己性格診断はうまくいかない。友人にこれを委ねるしかない。

さて、ゴルフはどんな人がうまくなるのであろうか。単に、ポリジーン(1)に由来するスポーツ遺伝子の有無として片づけるわけにはいかない。そこそこにしかやっていない人には、そう多くは期待できない。年に数回というのでは、あまり凝る方ではないなという性格はわかるが、ゴルフがうまくなる性格かどうかは、このことの中からは判定困難である。だからいまはゴルフにある程度熱心で、少しは仕事にも影響し、勉学・研究などにも若干影を落としかねない、という程度にやった場合を想定していただきたい。〝野球をあんなにやっていた人なのに、どうして〟と信じられないくらいに伸び悩む人、〝あの人がね、そんなにうまいかね、へえー、それは知らなかった〟などなど、同じような印象を持つ人は多かろうと思う。思うにゴルフがうまくなる性格とは？　我が結論は、両極性の性格傾向を心に深く有する人ということになる。文献派のために申し添えるが、精神医学の言うところ、両価性、二重人格、多重人格とは異なる。念のため。

具体的に例を挙げてみよう。こだわる心が必要なんだが、こだわる心があってもまた駄目というようなこと。つまり大胆と臆病、繊細と荒っぽさ、慎重さと思いっきり、などなどの両極性性格が必要なのである。つまりこの両極性が渾然と自己の中に同居する人がうまくなる。この中の一方がひどく目立つ人は、ゴルフの上達はあきらめた方がよい。いつもカッカとしている人、慎重すぎるだけの人はこれまた駄目。悲観と楽観の同居する人、これよしである。

いま、ティーグラウンドに立ちて思う。すなわち己の向うところ、隅々までの慎重なる配慮と、そして思い切りのよさが同時に発揮できる人、これである。

スコープ（一九九一）

（1）ポリジーン：多因子型遺伝のこと

遠いグリーン

ゴルフを楽しみながら、なにかいつも罪深い思いでいるゴルファーが多いのは日本だけなのだろうか。スポーツを楽しみながら後ろめたいとは、これいかに。

しかし、golf widow すなわち、ゴルフやもめという言葉は、向こうにルーツがあるのだから、事はわが方だけではあるまい。確かにこのゴルフという奴は、人を夢中にさせ、虜にし、家庭争議の元になることにおいて悪名高く、世界共通なのかもしれない。さて、話は少しそれるが、トッププロのひとりN氏などは自らそのステイタスを高め自らを磨き、向上に余念なく、選手の鑑のようなので好感が持てる。ところが、日本ゴルフ界とあえて大げさに言いたい。これすべて落第であり、心痛の限りである。

そもそもプレイ中に、その合間を縫って、宴会もどきの酒を飲むというスポーツが他にあるだろか。かくいう私もその例外ではない。ただ多勢に無勢、変人と思われても困るので、やむなく与党に組してはいるが、いつも悔悟の念禁じがたい。

次はタバコである。テレビ放映中、これまたトップ中のトップ通称J氏などは、ふてくされた大きな顔から、度々鼻下に二本の帯が見え、不機嫌が灰を周囲に飛散させている。

プロ世界のことはさておいて、どうしていつまでも終日延々のスポーツなのであろう。

朝日新聞のあるコラムをふと想い出した。その日の氏曰く、今のような事情では、日本人がジョージア、アトランタでグリーンジャケットを着るには、ずっとずっと先の話ではなかろうかと。

ゴルフとは、アーリーバード、つまり早起き鳥が、白々と明け行く朝まだき、キャディバックを自らの肩に、五ドル紙幣をポケットに、湯気の立つスープをすすりながら、出勤前、マイカーの傍らで、五、三、六、四とスコアをただしている。そういうものではないか。なにか絵になるような詩的なものがなくてはと思う。

環境を損ねているのは、ゴルフ場ではなく人である。

日本醫事新報（一九九六）

エイジシュート異変

七五歳をもって、ニューシルバーとし、新たな趣味・目標を抱き、再出発を試みるという明るい未来像が主張されている。ゴルフ同好の界隈にあってもエイジシュートというのは、いわば年齢に関連する集大成。これだけは、なんとか達成して、冥土の土産にとほくそ笑んでいる向きもあろうか。

ご存じ、アメリカは、プロ中のプロ、かのサム・スニードが六〇歳代に達成したのをその嚆矢《こうし》とするらしいが、ワンランドのスコアが、自分の年齢と同等か、それ以下である場合をエイジシュートと言う。従って、やりたくても、できないのが、若き人たち。七〇歳でも至難の業。アンダーパーでなければならないからである。

ところが最近、私の教え子の女医さんの父上O氏が、なんと七一歳で六九を出して達成。もっともこの方は、クラブハンディーが一で、少々わが界隈には無関係な名人。

やはり、八〇歳前後が当該年齢だろう。八〇歳にして強壮。顎を引き、背筋直立で、バネのある足腰をもって立ち向かう。これぞ達成の前提条件である。あとは、日々、ゴルフを楽しみ、来るべき日を夢見るわけだ。ところが、今日の主題は、実は、このエイジシュートがそれほど夢みるような非現実ではないらしいということなのである。

身近でも、ある商社の会長さん、すでに八一歳。たびたび練習場でお目にかかっている。矍鑠《かくしゃく》たるもの。威風堂々というのではないが、がっちり、筋肉体質とお見かけする。この方、なんとすでに四回も達成。「またやってなー」と、いとも簡単に申される。さらに、高校での同窓のS氏によると、もうエイジシュートというのは、稀ならず。この長寿延々の時代では、一人一回などという稀有性は昔の話だそうである。

長年、夢の叶うのを想ってきた小生、この情報には、いささか衝撃を受けた。「元気そうだね、すごいねー」とか常日頃なにかいい気分に浸ってきた。恥ずかしい。今、気分の建て直しに、瞑想黙示。再スタートの臍を固める昨今である。

日本醫事新報（二〇〇四）

エイジシュートと新老年期

ゴルフ用語の中には、向こうさんには通じない、苦笑を招く横文字が少なからずあるらしい。このエイジシュートもそうであるかどうか。ギネス的記録マニアの話によると、史上初のエイジシューターは、かの有名なサムスニードであった。時に六七歳。この時スコアは六六であったという。

ご存じ、エイジシュートとは、自分の年齢と同じか、それよりも少ないスコアで一ラウドをホールアウトすることである。であるから、これを成し遂げるということになると、プロ中のプロといえども、若くては無理。日本では中村寅吉、丹波文雄などが達成したとある。恐らくということになるが、このご両人とて六〇代後半から、七〇代にわたって達成されたに違いない。

ここまで書いてくると、新春初夢に類するオプティミズムも極まったかの感もあるが、ここはまあアマ談義として御寛容に願いたいし、身近な話として聞いてほしい。つまりというか、身近な所に異変が生じて来ているのをご存じだろうか。わが周辺にも快挙、祝宴が相次いで来て、にわかに落ち着かなくなった次第なのである。

ずばり、高齢化と壮健と道具の進歩がキーワード。知人の第一例は七六歳で七四。第二例は七七歳で七七。ウーンと、呻きも聞かれるような快スコアではある。が、まあ、お待ちいただきたい。事はアマチュア・シングルの閉鎖社会に留まらない裏話を致したい。

自分にも希望を充満させて、第一に七〇どころか八〇歳を越えても、連ちゃんのワンラウンドぐらいはへいちゃらであるような体力の維持、どこまでも転んでいくボールのでる軽量クラブ、そして、そしてであるが、実はこのエイジシュートは一八ホールスのヤーデッジが六〇〇〇ヤードを越えるコースでの達成が条件らしい。わが周辺がその条件を満たしていたかどうかは、聞かないのがゴルフ道のマナーである。

結論的には、事はアマの世界であり、ヤーデッジは、みなさん目をつむりましょう。それどころか、積極論あり。あのレディスマークの傍に、公然とティーアップできるゴールドの門が待っていると思うのです。最後に重ねて、晴れて堂々と出立できるように、強壮な日々である新老年期を創造しなければなりません。永らえれば永らえるほど、チャンスは倍加します。

日本醫事新報（二〇〇〇）

V

旅

四国吉野川源流

四国に来てから一〇年になる。短く、またずいぶん長く居たような気もする。四国の山は深い。生まれ育った広島県山間部と比較してその比ではない。愛媛の西条や新居浜から見る山脈は、日本アルプスに近い。二〇〇〇m級の山が連なるからだろう。中国五県の山並みと比較すると山頂が鋭く岩だっている。高山の証拠だろう。

その山脈をくぐって、徳島・高知の県境を土讃線が走る。大歩危・小歩危、その奥深くに吉野川源流がある。深山の連なる中で吉野川の源点が近く、しかもそこを列車が通るというのは、なにか旅情をそそる以上のものがある。時間的にはアッという間に過ぎさるが、列車の方は喘ぎながらゆっくりとのぼっていく。すると、ある時を境に列車はカタンカタンと音を立て始め、土佐に向かって下っていく。

吉野川は高知県土佐郡本川村寺川を源流地点とする。一九九〇年一一月、そのモニュメントが建立されたと聞いた。吉野川の異称を四国三郎という。大豊駅を出て、トンネルをいくつか抜けると、河幅が益々狭くなって、繁藤という駅のあたりでは、川の流れの上《かみ》と下《しも》、つまり高低は不明となり、沼か沢のようになる。木が生い茂って、水面は車窓からほとんど見えない。国道三二号線を走る車が台地というか、水平線を走っているように見える。ややあって国道三二号線、列車軌道面、吉野川の川面の三つが、一瞬その高低の方向性を錯覚させそれぞれ解離するような時が過ぎる。繁藤のトンネルを出ると急に視界が拡がり、土佐の方に向かって雄大な高台という風景にかわる。

全長一九四キロの四国大河吉野川の源流は、実際は国道と土讃線を離れて、西方二五キロの石槌山系の幽谷にある。今過ぎ去ったあたりは、まあいってみれば、単にその近くというに過ぎない。しかし、視界を横切って見え隠れする水面が近傍にその地点を感じさせる。その感慨は意外にいつまでも続いて残っている。徳島でみるあの雄大な河口を見る度にその思いはまた新たになるが、それにも増して「源流《ルーツ》」というものが与える力なのかもしれない。

日本醫事新報（一九九三）

記憶の断片

「旅」自体、もともと好きというわけではないが、これまで国内外、それなりに学会などに東奔西走してきたから、これも人生の一齣《いっせき》としての旅と言っていいのかもしれない。私にとって旅は折々の、その時の場所、人、足、宿、風景の断片として、脳に並べられた記憶でもある。

人

短期研修滞在で、アメリカはメリーランド州、ロックビルの友人の家から、ボルチモアはジョンズホプキンス大学病院に市バスを利用して通っていた頃、ある朝、バス停で一〇歳前後の金髪の少年が「ユーは日本人か。日本から来ているのか。こちらに住んでいるのか」と尋ねる。「ジャスト・ビジティングである」旨を話すと、「自分は日本が大好きで、日本のコインを集めている。近い将来日本に行って働き住みたい」と。翌朝、持ち合わせの日本のコインを手渡して別れた。よくある行きずりの出会いはそれで終わった。

これが今もなにか旅愁のようなものを感じさせるのは、この人、グレゴリ・グリア氏というが、なお増大する日本熱に頭を悩ませ、ブーツ・キャンプ中も、バークレイ大学在学中も、国の農業統計の仕事をしながらも、日本文字のワープロを片手に切々と訪日の夢を私に語り続けているからである。

ちょっと訪日、という具合になれない本物の完全欲の陰で、私の方はというと、わが方の無力を覚えながらあのさわやかなメリーランドの朝の出会いを、折にふれて思い起こしている。

足

鮮烈な印象として先制パンチをくらった思い出がある。

一九六八年、もう二五年も前になるが、ウィスコンシン州立大学に留学のため渡米した四月三〇日の、おのシカゴの冷たい朝である。

高層ビルの暗い陰鬱なホテルの地階のあたりに、グレイハウンドの発着ステーションがあり、そこから目的地の州都マジソンに向かう日のこと。見通しの悪い、黒煙の充満した一角。一枚の切符を買い、乗車するまでに不安というよりは周囲のどす黒いシカゴの一隅に身を固め、「私はマジソンに行きたい。ハウマッチ?」返ってきたのは何だか「マジソンといっても、いずこのマジソンか」というような意味のものであった。

問題なのは、そのマジソンが「ミャディスン」であったことである「ユーはいずこのミャディスンに行きてぇーのか」というような次第。

面倒だからもたもたはしていたが、手紙などを取り出して見せた。「オー、ミャディスン、ウィスカンシン！」。私は三時間のグレイハウンドの中で、後部座席に身を縮め、結果的には二年半も滞在することになったが、果たして何日持ちこたえられるか、その時すでに始まった望郷を感じていた。アメリカン・イングリッシュの洗礼は強烈であった。そのためか、正統的（？）なイングリッシュには今も全く弱い。

日本医師会雑誌（一九九五）

ターシャ・チューダーの森

昨夏、サウスカロライナ州チャールストンに出かけた時、ある旅行会社の「ターシャ・チューダーの庭を訪ねる」ツアーに合流することができた。ターシャ・チューダーについてはNHKが最近、「喜びは創りだすもの」などのタイトルで、特集などを何回か放送したり、数冊の写真集などが出ているのでご存知の方も多いであろう。

ここで、ターシャの「庭」としないで「森」と書いたのは、バーモント州のブラッテルボロウの近郊にあるターシャの四季の庭は森の中にあってこそターシャのめざす花園が作られるのだと思ったからである。

ターシャは一九一五年、ボストンに生まれた。マーク・トウェイン、ソロー、アインシュタイン、エマソンなどのそうそうたる人物が、両親のもとに出入りした家庭で育った。結婚して四人の子供を持ったが、五六歳になって、バーモンドの山奥に、一八世紀風の家を長男に建てさせ、独り暮らしを始め、今日有名になった自然に溶け込む庭を創ってきた。ほぼ三〇年が経過し忍耐と創造への愛のなかで今、それが結実しているのを見ることができる。

彼女はシャクヤクがとても好きだという。そして、カノコソウ、タチアオイ、ムラサキハナナなどもまるで自分の子どものようにかわいいという。「雑草を抜かないで」という注意書きがあったが、この雑草との共存こそターシャのキャンパスなのであろう。

最近ここを見学したいという人たちが増え、その対応に、ターシャの家族は多忙になったようである。しかし依然としてターシャ自身はチカホミニーと名づけた老鶏や、メギーという愛犬を側に、最も美しいバーモンドの紅葉の中で、長い雪の彼方に春らんまんの花園を夢見ているようである。九二歳になるターシャには、直接会うことはできなかったが、草花の広がる小道を分けて進むと、彼女の足音がそこから聞こえてくるように思えた。

二〇〇九年、ターシャ・チューダー婦人死去の報に接した。

日本醫事新報（二〇〇八）

水と泥棒

外国に出かける時、大抵の人は何度でも同じように、何か気をつけることはないか、少々不安になるものらしい。今度の場合は前回の海外旅行と少し間があいていたことと、退職後のロートル夫婦のことゆえ、周囲も大丈夫とは思わないらしく、あれこれ伴奏が入った。その中で、いつもそうだったように、生水は飲むな、くれぐれも泥棒、スリ、ひったくりにはご注意というのが、心掛けのキーワードである。

ともあれ、二〇〇〇年七月、八日間のヨーロッパの旅と相なった。フランクフルト着、ボンに始まりベニス、ミラノ、ニース、パリ、そしてロンドンという次第。宮脇俊三氏ならぬ小生の立案で大いに鉄道を挿入というのが今回の主なる目玉。しかし、旅行会社たるところ、なかなかこちらの思うようにはしてくれない。素人の考えと無視される。しかし、ともかく、まあまあの次第で無事に帰国して、こうして炉辺閑話を書いている。

さて、話というのは、冒頭に書いた用心の二点、水と泥棒はどうだったかである。水はドイツに入ってすぐ、誰でも今や衆知のノーガスとしゃれこみ、行く先々周到なる準備のもと、適当な大きさのナチュラルウォーターをしっかりと手提げにしのばせておいた。職業柄、事実、水は恐かった次第。財布の方は、むしろ高を括っていたというか、パスポート、クレジットカードなど適度の用心という程度。

今回は、ミレニアムのパリという機会に遭遇したが、さらに、なんと、あのコンコルドがパリ滞在中クラッシュというハプニングに出会った。この出合いのほうが水や泥棒などの閑話より重要だが、私事の結論を報告しておかなければ尻切れとなる。

われわれ老人夫婦は、ともかくあっさりドーバー海峡を潜ってロンドンに到着。明日は帰国。何か疲れたようでもあり、何か物足りない感もする。空港へのタクシーが来る二、三時間前ちょっとランチとトラファルガー広場をうろついた。女房殿、何を思ったのか、ホットドック式のあの大きなソーセージの入ったやつが食べたいと言う。そんなのわけないと、周囲を見回していた時が、その時であった。

女房殿、その瞬間には気づかず、はっとしても、その時には語らずであった。帰国の機内に落ち着き、私、赤のワインにすると言い、その後にこう語った。あのトラファルガー広場で二人連れのスリにやられた。肩に掛けていたカバンの外側に入れていた、大切な大切な、あの水と下剤の袋を盗まれていた、と。

日本醫事新報（二〇〇一）

金婚式の招待状―アメリカ・チャールストン紀行―

サウスカロライナ州のチャールストン空港は、田舎風というか地方空港の雰囲気で、出発と到着が同じフロアーでだだっ広く、今日を開始する人々があちこちにたむろしているような光景であった。手荷物を見つけ、おそらくもうわれわれを待ち受けているはずのハル夫妻を探すまでもなく、手荷物に横から手を出すお馴染みのハルの横顔があった。

ハルことハロルド・E・ブッカーは、私が一九六八年から一九七〇年にかけて、ウィスコンシン大学に学んだ時の同僚であり師でもある。話せば長いが、あれから三七年、ハルには二、三度会ってはいたが、奥さんのサンディーとは実に久しぶりである。今回、娘のトレーシアから、「両親の金婚式をしたい。ついては出席してもらいたい」という手紙を受け取ったのは今春早々であった。「えー、アメリカまで?」という女房。しばらくはペンディング。忘れてはいなかったが、決断することもなく時が過ぎた。

その間、何か、過去を整理する、と言えばおおげさだが、公職を去って一〇年、専門のエピレプトロジー(てんかん学)も遠のき、病院勤務医としてもやや役立たずの昨今、わが生涯のビッグイベントであったウィスコンシン・ライフの締めくくりに、出席しなくてはならない大きな債務でもあるかのように、ハル夫妻の金婚式は日々重く私の心に被いかぶさってくる。「よし、行こう」と決めてからは、わくわくする期待感のほうが強くなってきて、むしろ自分が参加しなくては事は始まらないのではないか、というまでになった。かくして、ハルからの返信、“Sandy and I are thrilled that you & Kimiko are coming to our party”となった。

われわれの飛行はまず成田からアメリカはニューアークであった。ニュージャージーに一泊後、再度ニューアークからサウスカロライナ州のチャールストンに到達した。

ハル夫妻は、ハルが兵役で東京・立川にあった時に結婚し、今年が金婚式というから、一九五七年（昭和三二年）には日本にいたことになる。彼はインディアナの農家の出身である。私は一九六八年四月三〇日にウィスコンシン大学神経科てんかんセンターのフランシス・M・フォースター教授の下に留学し、ここで二年半、ハルとは家族ぐるみの付き合いとなった。彼は、日本でいう助教授を経て教授に昇進し、後にワシントンDCのVA病院に移り、アメリカてんかん学会を主宰してから、ブラクストン・ワナメイカーという若い同僚が開業するこのチャールストンで診療を手伝い、四、五年前に引退して、余生というか老後を過ごしているわけである。

彼は、抗てんかん薬の生体内動態の研究において先駆的な仕事をした。当時、知られていなかった主要薬剤の人における体内動態を次々に手がけ、臨床治療に貢献した。中でも忘れられないのは、当時まだプリミドンの生体内変化についてよく知られていなかったので、私を含む日本人二人、コーケシアン三人で人体実験をすることになった。私が一番バッターを務め、五〇〇mgのプリミドンを服用。詳細は学術誌エピレプシア（Epilepsia, 11 : 1970）に掲載された。私は服用後間もなく言語に絶する副作用に見舞われ、即日大学病院に入院する破目に陥った。すぐに回復したが、身をもって薬剤体内動態に貢献したことが忘れられない、ハルとの共同研究であった。

さて、ハル夫妻と私たちを結ぶ線上にこのアメリカの南部は無関係であったが、今、チャールストンの地に降り立ち、いわゆるディープサウスの白く輝く海辺をまぶしく見ていると、何か、アメリカに対するわれわれの郷愁とともに、very America, その最たるこのvery Charlestonこそ、金婚式にふさわしい場所になるのではないかという思いが湧いてきて、これまで思ってもみなかった感慨に浸った。

チャールストンで、初めてアメリカを感じるようになった私は、若かった頃のウィスコンシンの二年半、あちこちに出かけ、ちゃちなモニュメントを見るたびに、短い歴史だからこんなものまで誇示するのかと、無視に近い尊大な態度であったことを恥ずかしく思う。ハル夫妻の五〇年の結婚生活は、アメリカ建国史二五〇年の五分の一に当たる。長い日本の歴史に比較して、彼らの五〇年は遠大な長さのように思えてくる。

一六七〇年、イギリス人が初めて、入り江の混みいったこの低地の島嶼《とうしょ》にやってきた。チャールストンは長靴型の半島で、ホワイトポイントと言われている。泥地が多く、海辺のあちこちに牡蠣の貝殻が重なって白く見えたからであろう。それから約二〇〇年後の一八六一年、ここチャールストンで、南北戦争の火蓋が切って落とされた。チャールストンの田舎町にはディープサウスを感得するに十分な雰囲気と、あちこちにその時の記念碑が残されている。ハルの案内でダウンタウン、奴隷制度の残渣などを見て、今まで、アメリカを知らず、アメリカを感じてこなかった自分を訝るような自責の念がよぎった。チャールストンは白く輝く南国であり、これがアメリカなのだという再評価と親近感を覚えた。

私たちはメリオンというヨーロッパ風の伝統を十分に保つホテルに落ち着いた。窓外は光がまぶしく、街路樹のサルスベリがピンクや白の小花を房状につける、盛夏であった。明日、六月一七日、彼らの金婚式である。

日本では、金婚式などを特別に行う場合、まず会場を設定し、どういう範囲に招待状を出すか悩み、招かれた人はお祝いを準備し、会では結婚式よろしく、司会者の進行で夫妻の入場、乾杯、来賓の祝辞、夫妻のエピソードの披露などとなるはずである。アメリカでは、医者仲間などの場合、何かあると自宅に人を招いてわいわいやり、午前様はおろか翌朝まで延々とパーティが続く。日常茶飯事なのである。したがってというべきか、私に届いた案内状には、"June 17th at 4 p.m. Poolside sushi at their home"と書かれていた。

当日、ハルの迎えがあり、私たちはいち早くブッカー邸に到着した。午後になると、親戚筋の方たちに始まり、四時を待つまでもなく三々五々客が来はじめ、いつとはなしに会は始まっていた。

ハル夫妻は、正確に言うと、チャールストンからクーパー河に架かる橋を渡った、マウント・プレザントに居を構えていた。初めてだと容易に近づけないような森の中にある。アメリカではごく普通の落ち着いた閑静な住宅である。御多分にもれず、プールがあり、プールサイドがパーティ会場となるところであるが、今はむんむんと暑く、とてもじっとしていられない。

かくするうちに、料理人がやってきた。聞くところによると、この辺り一番のスシ料理と評判の高い店から、これまたアメリカ一とかいう韓国出身のスシ職人の婦人が、調理器具一切を持ち込んで、その技を来客の前で披露しながら会を進めるという趣向である。アメリカでは今やスシは、全国津々浦々に至るまで、外食はおろか家庭でも、ごく普通のメニューになっている。しかも、デコレーション・ケーキのような装いで、まことにカラフルである。

そして、皆さん、一〇~二〇貫《カン》は、ぺろりである。

宴というか、会話の輪というか、その中にあって、私たちはやや感傷的な気分になっていた。十分に表現できない金婚に対する現実的な思いもある。お互いに、よくぞここまで辛抱してきたものだというような、半ば冷やかしのジョークは慎んでいたが、ハルとサンディーは生まれ変わっても、また結婚するような気がする。彼らには実子はない。娘のトレーシア、その弟のスチュワートも孤児の養子縁組で育てた子どもである。それぞれ、実の親子のようによく似ている。二人は自然に振舞いながら、深く両親を思い、気を遣っているのが感じられる。

西日はなお高い。サマータイムの日はいつまでも明るく、プールサイドに反射する青い水はいつまでも輝いている。どういうふうにホテルに帰ろうかという思いが大きくなってくる。明日は空港までどうするのかというようなハルの言葉はなかった。しかし、お互いに二度別れをするのは避けたかった。二人の子どもに、両親をいつまでもよくみてあげなさいと、適当かどうかわからないまま、"Be good to Hal" を何度か繰り返し、ハルの顔をまともに見ることができなかった。私は、アルコールのせいもあり、自分が泣いているのを感じていた。

ご近所の婦人が、サンディーに頼まれたらしく、私たちをホテルまで送ってくれた。昨日の土曜日に開いていたファーマーズ・マーケットは、今閉じられたまま。メリオンホテルの前の広場には人影もない。遅い夕暮れの中に立つサルスベリもすでにその輪郭を失い、青く霞むような靄《もや》が辺りを包んでいた。

　帰国後しばらくして、ハルとサンディーから当日の写真や感謝の手紙が届いた。ハルという人は、よほど日本的な心情の持ち主なのであろうか。文面に「インディアナ出身の貧農の息子と、広島で生き延びた息子の長い交流はミステリーである」と書いている。ミステリーという単語をどのように理解しているのであろうか。彼は、私たちが被爆児であることを知っている。

　われわれも数年後、金婚式を迎える予定である。お互いに生きていれば、ぜひ日本に来てくれるようにと言うべきか、今迷っている。

日本醫事新報（二〇〇七）

VI

身辺雑感

私の駆け出し時代

わが駆け出しは、いってみれば闊達、のんき、楽観、奔放ということになろうか。およそ学問などに意欲もそれほどなく、まあそのうちどうにかなるなどと思っていた。

昭和三〇年代、わが医局は猛烈な拡張発展期にあり、わたしもいわば将棋の駒として、あちこち移動させられた。その中で最も長く、いまだにいろいろと悪行の思い出の多いのはY病院だった。熊でも出そうな山間の一〇〇床に満たない公立精神病院に、医師になって早々赴任した。まるで地獄で仏に会ったかのような笑みで、二歳年上のN院長が、人気の無いローカル線の駅頭で私を抱えるようにして迎えてくれた。

私を入れて医師二人。その当時、患者四〇人程度の病院であった。古い明治時代の尋常小学校が十分に偲ばれる一棟。校庭の反対側に校長先生の官舎らしい建物が一軒あり、そこが私の住家となった。昭和三六年六月中旬のことである。しかし着任した夜、猛烈な陽性の梅雨に歓迎され、すさまじい雷鳴と軒をつたう奔流、トタンを打つパリパリという金属音に、まったく仰天。それまでこんなに寂しがり屋とは思っていなかったが、じっと一人で暗がりに就床あたわず、早々に管理棟に逃げ込んだ。それからは、事務当直の人達と毎夜痛飲という羽目になった。もう時効が来ているからあえて書いた。このわが交友録はその後のわが歩みの基礎となる貴重な体験だったと信じるので、あえてここに記した。

ところで、医師は院長と私だけであるから、なんと、物々しく町長さん自ら足を運ばれ、「副院長」なる辞令を戴いたのである。医局一番の出世であった。(呵呵大笑)。ときに当時数万円の手当で、これも週一回二泊三日のパートタイムのときの記憶で、むしろ先輩同僚が仰天した顔の方をより鮮やかに思いかえすことができる。まったくいい気になってしまい、実によく食べ、飲み、遊んだ。

このような人生の一齣は、学問らしいものに携わるようになった後年にとっては不連続線、陥穽、黒点ということになるかもしれない。当時のわが逸脱は、思い出すたびに赤面の至りである。それをよく知っている友人たちが早く忘却してくれることを祈るのみである。

しかし、こうした言わば多動、気分高揚の情動障害の中にあって、人に興味を持ち、共感し、人情に触れたことは、新米、新参者にとって、最も必要かつ不可欠の卒後研修であったのかもしれない。

クリニックマガジン(一九九二)

ドイツ語と私

あれほど隆盛で不可欠であった医学におけるドイツ語も、今ではそれを繰る教授陣がほとんどいなくなった。いわんや学生においては、第二外国語として独か仏かの選択科目である。つい先だって、アーツト Arzt というのもピンとこない研修医がいてがっくりきた。

声楽とドイツ語、オペラのイタリア語など、素人的にいうと、とかく母音のはっきりした、区切りのあるような響きをもつ言語の方が、とくに我々の臨床でのやりとりはメディアとして向いている。「Kranke はかくかくの Hauptklage にて……」というところを「patient の chief complain は」というのは、なかなかうまく言えず、ともかくなじまない。まあ、若い人はそんなことは無いのであろう。情報のメディアは変化し、いい形でなくとも変貌するものである。

ここで、突然、今回の起稿の理由になるのだが、いわば自分史のような部分に触れざるをえない。私は医学の門をくぐる前に、独文学なるものに手を染め、四年有余、医学歴上では停滞したことになる。一応、相良守峯先生の弟子ということになったのだが、そのいきさつは紙数の関係で省略する。文学部には、卒論がある。昭和二九年、一九五四年という古い話である。丸善の洋書部をのぞいていて、私は Hermann Hesse の新しい著書で、本邦ではまだ翻訳の出ていない Das Glasperlenspiel ガラス玉遊戯に出くわした。

何も恐れず、何も知らず、これだと思った。さて、この作品は長年かけて書かれたものである。一九四六年（昭和二一年）、彼六六歳の時に脱稿されたらしい。御承知、当時ナチシズムも Hesse にほとほと手を焼いていた。筋金入りの詩人である。私はその時、数百頁に及ぶ、あのドイツ文学をみ、挑戦するに、はなはだ肩のズッシリ重きを憶えている。とにかくやってみた。結果的によかったのは、この著作について、ほとんど文献がなく、勿論翻訳書もなく、なにか勝手なことを言ってみようと思う気概を感じていた。一日数頁しか読み進めないし、誰にも相談しなかった。また正しく読める筈もなかった。残念なことに、大学ノートに書きつらねた卒論の写しを後年もなくしてしまった。しかし、明確な一部の記憶があり、今でも本筋では著作のエッセンスを脱してはいないのではないかという自負がある。

私はこの非現実的カスタリエンという園に Hesse の現世に表現しがたい理想の国をみた。そして、大胆にも、極性 polaritat は大いに、私を培う糧となった。

しかし、思い起こしてみると、当時の私とドイツ語はまあひどいものであったように思う。佐藤晃一先生の、リカルダ・フーフ Ricarda Huch の最後の夏 Der letze Sommer というセミナーがひとつ思い出される。Wenn sie ihn kennten! を〝もし、彼女が〟……とかなんとか、もたもたしていると、間髪いれず、〝知ってくれたらいいのに、と訳すんだよ〟と叱られた。

　医学部を卒業して、大学院で臨床をやっている時、なぜか本部の教養学部のドイツ語の教師が不足していて、非常勤講師を一年ほどやった。全く赤面の至りである。そんな教師でも、今だに感謝されていることがある。当時、ドイツ語がきびしくて、教養学部から専門課程へ、なかなか進めず、医者を断念しようかという、二、三のモサ連が、私が教師になった途端、さっと関門を突破。今は、威風堂々、病院長などの要職をこなし、私の方に足を向けて寝ていないなどと、便りをいただく。なんというべきか。

　ドイツ語と私は、もう四五年の歴史をもつことになる。なのに、どうしても、ぐっと近づいてこないもどかしさがある。近年香川日独協会会長をやらしていただいているのである。実用言葉は使わなければならない。ドイツ語がなにか郷愁のようなものになっていては、実用にはほど遠いのであろう。

ＣＬＩＰ（一九九一）

母の診断

追憶はどこかに甘味があるとは、誰かの言であろうか。確かに、過ぎ去った昔の体験や、思い出を人が語る時、それがどんなに苦い思い出であり、悲嘆にくれたことであろうと、どこかにそれを懐かしんでいるのではないかと感じるものである。これから話すこともその類である。

昭和二〇年八月六日、私は広島修道中学校二年生の時、原爆に遭遇した。

私の郷里は広島から芸備線に乗って、当時五時間もかかる田舎であった。父はしがない町医者であったが、自分の祖祖父が西洋医学を当地に導入した最初であり、伝統的に医師の家系であることを幼い私に母を通じて吹き込んでいた。当時家族のうち、私一人が広島に出向いていたこともあり、翌七日、鈴なりの黒い列車に半身を乗り出すようにして、多くの人の間にはさまって帰省した。家族は、今までにない感激で私を迎えた。すでに翌日には、「原子爆弾」は巷間に行きわたっていたからである。約一ヵ月間、広島の下宿生活とは異なり、白い飯をほおばり、好きなものを食べ、毎日数時間も清流で過ごした。ところが、被災の日から約一ヵ月少々の頃、ひどい高熱に襲われた。当時、私が山河にうつつをぬかしている一方で、放射能障害が加速的に身近なものになり、ラジオや新聞でその恐怖が話題になっていた。その中で、最も無気味なものは、「髪が抜けてくるんじゃ」という症状であった。血液の異常、なかんずく白血球に異常が出てくるということも子供心に不安を抱かせた。しかし、何と言っても、髪が抜けるという事実は、坊主頭の短い毛であっても具体的に引っ張って確かめることができた。そして、「あー、まだ大丈夫じゃ」と思わせる迫力があった。

さて、高熱の襲来を受けた私はさすがにげんなりであった。そのうち原爆症になるかもしれないという恐怖が心をよぎった。

家族もすでにこの高熱を深刻、厳粛に受けとめていた。昨日とはうってかわり、わが家は沈黙と、重苦しい空気に包まれた。それは幼少にして肺結核でこの世を去った次兄についで、はたまた、確実にやってくる早死の予告であったから。

小児科・内科を標榜する父は、口を重く閉ざして動かなかった。するすべを知らなかったのであろう。母はあからさまには父をなじらなかったが、恐怖と不安から、役に立たない医学を批判し、父の日頃の自信と、町の評価がいかにたわいないものであったかを枕のそばで独語した。

父は当時T町六千人か八千人の人口のうち、古い町内の多くの家族の面倒をみる町医者であった。母は自分の夫がいかにすぐれた内科医であり、見立ての確かな、正道の学問教育を受けとめた名医であるかを、幼い私に機会があるごとに話した。その父はしかし、まったく商法にかなわぬ人柄であったように思われる。「先生、胃がいとうて（痛くて）」と、患者が言おうものなら、「胃が痛いとわかったら、わしは用はない、薬をこうて（買って）飲め、胃がわるいかどうかそう簡単にわかるか」という風だから、財布を預かる母はそれなりに苦労していたようである。しかし、当時の町内の者のことなら、父はなんでもよく知っていた。下町のTは最近卵を食わんらしい、ジンマシンを出さんようになった。上町のFは、あぶないあぶないといいながらフグを家で料理しようる、いつかは何かやるぞ、橋向こうのSは寝こんどるらしいが、毎年秋にくる分じゃろ。H家の若い衆はダルマ病とみんなはいようる、あれは筋肉のほそる不治の病で、あと三年以内じゃ、よう面倒みてやれと言うてきた。K酒屋の隠居は、どうもほんもののパーキンソンらしい、酒じゃろうと思うとったが。夕食時、父に特別に作られる惣菜にスキを見て箸をすばやく走らせ、「うみゃぁ」（うまい）と肩をすくめる私の上方で、時折かわされる父と母との会話であった。そんな父がまったく手を出せない奇病、それは新しい原爆症であった。高熱に襲われた私を呆然とみつめ、もういくばくの命もないあわれなわが子、どうしてわが家はこうも不運なのであろうと母は言った。そして、時間的にはどのくらい経過したか、定かではないが、暗い蚊張の中で、バタバタ、扇子をヒステリックに動かす母の顔に、突然ある決心が浮かんだのを今もよく思いだすことができる。

それは、劇的な治療法のひらめきであった。どうせ死ぬと思うて、一度下剤を試させてくれ、という母の父への嘆願であった。「清は、まあびっくりするほど、きのうブドウを食うた、ああ食うちゃいけん、ンコには行ったんか」、「いや、いっとらん」。かくして、と言うわけである。しかし、それが浣腸であったか、普通の下剤を使ったのか、今どうしても思い起こすことができないが、棒状と表現しては間違いか、あるいは水柱と言えばよかろうか、恐ろしい勢いですべてが排泄されたのである。ちょうど台風のシーズンであったが、数日のうち、残り少ない夏の清流に、またうつつをぬかす私に戻ることができた。

Medicament News（1992）

アロエが坊主になった

アパートの張り出しに置かれている数十鉢のアロエ(1)がいつとはなしに坊主になった。この表題に何も象徴的な意味合いを持たせたわけではない。我が家には、数十本のアロエの小鉢が、アパートの張り出しに所狭しと置かれている。そのアロエの水々し緑の葉が、一枚ずつ剝がれていくものだから、いつとはなしに葉のない幹だけのアロエとなり、〝坊主〟になったというだけの事である。

この犯人は誰か、これがわが伴侶の仕業なのである。つまり「アロエ健康法」の残渣というべきか。

しかし、最近注意してよくみてみると、この葉の剝げ具合のスピードがゆるみ、新しい鉢がそのまま緑の釣り合いを、伸び伸びと輝かせているのに気付いた。つまり、このアロエ健康法に〝ミルク健康法〟なるものが最近あわせ加わってきたために、アロエの被害が減少したのである。

私ども夫婦は、次男の医学生と同居している。この三角形の家族関係は、大抵の事なら、女房と子供の間に太い幹がつながっており、ややもすると、その共同戦線は私の境界をおびやかす。しかし、この健康法をめぐっては、いつとはなしに、息子と私はともにシニカルな眼となることで一致する。

アロエはもう古くから医者いらずで知られ、伝統ある市民権を得ているし、一方はミルク健康法であるから、反対する理由もない。現今の悪徳医療ともいうべきか、多剤雑多の堆積である薬漬け医療よりは、いくらかましかもしれない。いくら息子と私とが、科学性に立脚したつもりのおごった態度にあったにしても、まあアロエとミルクであるから、攻撃する側も弱くなる。従って、シニカルな眼で、相互いにうなずきながら、女房の黙々振りに見とれているということになる。

いつかほとんど同時に、息子と私が〝健康幻想!〟と言いかけたことがあった。その瞬間、同時にまた勢いがなく、その単語は空中に霧散するように沈黙に変わったのを思い出す。

「ともかく、元気になって、調子がいいんです。快便です。新薬も不要です。痔疾も根治したようです…」と女房は胸をはるわけである。まことに経過は良好なんだから何も言う必要はない。そう自問自答しながら、それでいて、あの多忙な朝の短い時間、一分の隙もなく、全く型通りの順序で、真面目くさって、その時だけは不平不満もなく、生き生きとして、あの特殊なミルクができ上がっていく。それをかたわらでブルーマウンテンスペシャルかなんかのコーヒーのみで、頭の回転をせきたてている息子と私は何か釈然としないというわけである。

私の方はといえば、さいわい今のところ、糖尿もなく、高血圧もない。飲みすぎて、二日酔いもするし、全く食事は差し出されたものをそのまま取り込むし、カロリーなど考えたこともない。これから一五年もして、その時、なお、女房の健康法を見つめている私が存在すれば、何もしなかった健康法も実存的価値を持ってくるかもしれない。その時お互いにご苦労様と言いあえるであろう。もはやシニカルな眼をしないで。

出典不詳（一九八六）

（1）アロエ：ユリ科アロエ属の総称。汁液は下剤・健胃剤。「医者いらず」と俗にいう

快便にて出立

いきなり尾籠な話で恐縮だが、老年期と便通は、大方の重大な関心事であることは間違いない。どうも、女性のほうにより深刻な悩みがあるらしい。快眠、快便などは、古今東西、故事来歴に詳細で、今さらという気もするが、今回は、少々視点を屈折させてみようという次第。

今筆者のいる大規模精神病院において最も多い使用薬剤は、下剤で、センノシドである。向精神薬による副作用と、次第に高齢化する受診年齢によるところが多い。こうした医療と便秘は、ちょっとこの際脇に置いておく。

巷間では、誰憚らずいうというのではなく、隠然と、しかし、かつ当たり前の日常として排便問題は健全なのである。決して老齢に限られた問題ではない。むしろ排便の様態は幼児から引きずっていて、ＤＮＡに仕組まれているのか、親の作った心身症領域の可能性がある。私の家内などは、どこで聞いたのか、排便に苦あるものには出世はないとまでいう。朝まだき、早々にすませておけるようでないと、不安なき出立はおぼつかないということのようである。このように、事は秘結の方向のみならず、一度ならず、数度の切迫も大なる苦となる。排便障害は両方向にあるらしい。

快便とは、いわゆる、医学でいうところの、スツール、アインマール・テークリッヒである。若い人にはなじまないかもしれない。Stuhl ; einmal täglich[1]と書いた頃を思い出す。おそらく排便の複雑、深遠なる分野にいささかの感性も抱かなかった新米医師の予診記録であった。ここに、その人を知る重大な生活史が隠されているとは、齢を重ねて知るところかもしれない。

最初に、医療と排便のことには触れないと書いたが、精神医学と排泄の主題は、今、改めて重大な時代的テーマかもしれないと思い始めた。

日本醫事新報（二〇〇五）

（1）スツール、アインマール・テークリッヒ（独）は、排便毎日一回の意

私の恩師

「恩師」というと、私などの時代の者には、古い小学校の先生や、せいぜい高校時代の恩師ということになってしまう。本誌に似合うような、医学、とりわけ、精神医学のような、唯我独尊の世界では、勿論、恩師は多いのだが、少しニュアンスが異なってくる。「師」は、人を教え導く人、手本となるような立派な人ということになろうか。「先生」には、多少、揶揄を含めた表現もあり、我にまさる先達への劣等意識の裏返しを込めたものもある。

私の精神医学は、故奥村二吉先生のもとで始まった。先生は学問の師であったが、それ以上に、むしろ、人生の師であった。先生の「神経病の検査と診断」は、当時の日本において、唯一といってよい神経病学の指針であったが、先生は、人生を悩まれる思索の徒として、今でも私の座右にあり、私の思い出の中にある。先生の、「原事実について」の随筆集は、先生のいわば彷徨模索を顕にした人間の懊悩を示したものである。神経病学の大家でありながら、森田療法を推進され、神経症についても、地についた教授を頂いた。

学兄というほうがよいかもしれないが、大月三郎教授も恩師である。先生は、私に、合理的神経精神医学を教えたという事になる。神経精神医学は、今後、どうなるか。今、ネオクレペリニズムといってよいような幕開けのように思える。神経精神医学は今、再復活するかもしれない。器質性という古い衣が、新しい器質・機能の融合の装いで、統合を分解し、局所の機能表出を明らかにするかもしれない。

私の恩師で忘れられないのは、留学で得た「体験の師」である。ひとつは、同僚・友人の師であり、もうひとつは、「文献の師」である。

一九六八年から一九七〇年にかけて、アメリカはウイスコンシン州立大学神経科てんかんセンターに、二年六ヵ月間学んだ。業績は十分得られなかったが、自分を発見していくアメリカ流のプラグマチズムとでもいうべき合理性を、アメリカの俊秀、ハロルド・E・ブッカーから吸収した。同年輩の師である。

文献の師とは、当時、ボルチモアのジョンホプキンスのエルンスト・ニーダーマイヤー先生である。後年、知己となり、単に文献からだけではなく、直接、学者というものの姿勢を感得した。先生は、ドイツ系で、戦後のことでもありずいぶん人種的差別に曝されたと聞く。強い意志と、粘り強く、物事を疎かにしない、丹念な方であった。その多くの論文から、多くの示唆と方向を学んだ。私の些々な報告をよく知って頂き、英文で発表されたらなおよかった旨の激励を何度か頂いた。先生も同僚のブッカーも健在である。

今日は、やや非定型の「恩師」論となった。最初に戻り、恩師という響きは今やや虚ろに響く時代か。三尺下がって師の影を踏まずというのはもはや死語か。若い方に一言。向井去来の旅寝論によると「師は針のごとく、弟子は糸のごとし。針ゆがむ時は糸ゆがむ。このゆえ、師を選ぶは肝要」とある。もって銘すべし。

日本醫事新報ジュニア版（一九九三）

黒い縁どり

コスタリカが中米に位置することぐらいの知識しかなかった私のもとに、「臨床てんかんをやりたいという当地の青年がいるが、ひきとって指導してもらえないか」という依頼が届いたのは、もうかれこれ七、八年前になろうか。氏名はこの際秘しておきたい。かくあって、長身、色白、女性でいえば、十頭身といえるようなすらりとしたスペイン系と思われる青年が私の前に立った。なまりは強いが、お互いのことでもあり、アメリカ流の英語でなんとか意を通じ合った。

大使館推薦による国費留学とのことである。まあ日本語ができないわけだから、臨床をやるといったって簡単ではない。それでもなんとかなろうと、私の外来につけ、投薬の実際、患者さんの実態、血清レベルのもつ意味…など、たどたどしくやった。

そのうち彼に、なにか暗い影を感じるようになったのは、私が精神科の方から附属病院長専任となり、直接彼を指導できなくなった頃で、少し気になっていた。彼は、一時中国に遊んだことが思い出される。その頃、私の所に突然に来て、自分の研究のテーマを、月齢とてんかん発作にしたいと、うつむき加減で申し出てきた。片手に二、三の文献を持っていたように思う。

私は瞬時、良く理解できなかった。人の死と潮の満干のことが脳裡をかすめたが、月齢と発作の生起、つまり月の満欠との関連を追及しようとしているのであろうか。彼が、神秘的で、時代的な古風なテーマを持ち出した時、私は確かに動揺していた。私はなにか笑えない、しかもなにか私に迫るような雰囲気を感じたのである。そんな研究、と一笑に付すわけにいかないものがあった。

それからしばらくして、彼が不明の高熱に襲われて就床していると聞いた。そして、ややあって、彼はエイズに罹患していると診断された。県届け出の最初の患者となった。

帰国後、一九九三年四月二三日死亡。享年三一歳。コスタリカはサンホセの母より、黒いたすきの縁どりのはがきが届いた。

彼が研究テーマを真剣に告げたあの時から、彼はすでに月の世界にもう向かっていたのかもしれない。

日本醫事新報（一九九九）

讃岐うどん

讃岐うどんは、なにが、どのようにうまいのか。わが周辺にも、うどん通をもって人後に落ちないと自負する御仁は、十人とは降らない。

結論的には、ノド越しの妙味であり、腰のある麵ということらしい。

そもそも味というのは、それほど高尚な脳機能とは言えない。むしろ、同じ発音で好尚というように、いわば好み、嗜好であって、大脳皮質にはやや縁遠く、辺縁系機能のネットワークの総合だと思う。一応味覚中枢は中心後回の下端と教えている。これとても、であるらしく、決定済みではない。もっと具体的には、味覚は基本的に甘味、酸味、苦味、塩味から成っている。この組み合わせということになるらしい。しかし、これだけではそれこそ全く味気のない話ではないか。

うまい！というのは全然異なった、極めてリファインドなものである。味にはもとより嗅覚が色を添えるであろうし、もっとも重要なことは、舌ざわりがさらに加わって、あの味が出るということになる。

元に戻って、讃岐うどんのなにが旨いのか。今述べたような基本的な味の総和によって、ノド越しの妙味を味わうということになる。

讃岐には今もって、讃岐うどんの源流というか、元祖を求めてやまない多くの人がいる。けっして我等老輩ではなく、むしろ若いバリバリの人達である。人里離れた、看板ものれんも掲げていない、登りつめた車道の行きあたりの草かげにあるようなうどんの庄を、ゲリラよろしく探索していると聞く。何故、それにこだわるのか。元祖を求めているのか。あの妙味を求めているのか。単なるルーツ探しではなく、舌、咽頭のあの味覚なのであろうか。それとも、錯綜、複雑化するグルメへの反逆なのであろうか。

かくかくしかじかではあるが、讃岐うどんのうまさの表現はむずかしい。日本中、どこに行ってもみられる「本場さぬきうどん○○店」よりは、讃岐平野に散在する、ずばり「うどん」ののれんの奥にうまい店があることは確実である。従って、麺そのもののもつ当たりである。そして、毎食にも耐えられる淡々の極致をもったものであろう。

日本醫事新報（一九九五）

サヌカイト

石と音楽というと、古代人がある種の石を組み合わせ、音の高低をあみ出し、曲ならぬ曲を原野に響きわたらせたような連想がわく。

一昨年、讃岐は坂出金山の前田仁さん[1]という方と縁があって知己を得た。彼が幼時遊んだ裏山からドイツ人命名のサヌカイトという石が出て、これを氏が石の楽器に仕上げたと聞いた。

さかのぼって、ドイツの地質学者が約一〇〇年前（一八九一年）、この特異な安山岩を採取。ついでワインシェンク博士がサヌカイトと命名したものだそうである。この石は木槌で叩くと、妙なる金属音の響きがすることから、讃岐の人達はもっと古くからカンカン石と呼び親しんでいたとある。

日本の宝暦年代（一八九一年頃）や、安永年間にも、美しい音を出す讃岐の石として記載があるらしい。

このサヌカイトは現代風に言うと、超低周波振動を持つ効果だと心理学者は分析している。

これが現代人に対していわばリラックスを与え、心の安らぎに通じるものを持ちうるかどうか。丸筒、石琴を用いて振動の変化を調べた先の心理学者達は、豊かさ、美しさ、快、落ち着き、澄む、などの音としてとらえることができる、という。

一昨年と昨年の二回、わが病院では、クリスマス音楽会として、外来棟一階のフロントホールで、芸大出身の藤井むつ子さんの演奏を入院患者さんに聴いてもらった。冷え込む夕べ、この妙なる響きは夕焼け小焼けや、赤トンボとなって患者さんの心にしみ通ったように思う。

このサヌカイトを思うにつけ、銅や鉄を超えて、一足飛びに旧石器時代にさかのぼって自然石と親しむように創り上げた、前田仁さんのいわば透徹した詩情と奥深い創造性に感動せざるをえない。氏の、常に何かを求め続ける感性が偶然の出会いを限りないものにしたことにまちがいない。

サヌカイトホーンは、さらに音の曼陀羅をつくり続けていくであろう。

日本醫事新報（一九九四）

（1）前田仁：四国坂出の実業家。サヌカイト楽器の創始者。二〇〇五年死去

宛名の省略

ワードプロセッサーなどで簡単に住所録をつくり、どんなに多くの年賀状などを差し出す際も、いとも簡単にやれるようになった。

これはしかし、私事ではなく一般的な昨今の情況である。私などは、いまだにヘタな毛筆でいちいちやっている。私なりに調子の良い日もあるが、どうもうまく書けず、自己嫌悪に陥ることが多い。相手様の字画によってはうんざりしたり、妙に形のとりにくい御氏名にぶつかり、どうしてこういつまでも同じように駄目なのかと、数百人の方々の住所録を見てうんざりしてしまう。

私なりに、ともかくうまく簡略化はできないのか。最近思い切って、郵便番号を黒々と書いて、県、市、群など、頭のほうを切ってしまつて出すことにした。これでなにか随分楽になったし、速く事が済ませるようになった。最初はなにか不安であったが、返送されてこないところをみると届いているらしい。なにか誰よりも先取りしているような気分になったり、もっと省略したりすることはないのかと欲張ったりしている。

ところが、と言いたいことが起こってきた。最近、特に若い人達が、外国顔負けの、長ったらしいカナ文字のマンションやアパートに住むようになった。しかも、その名前たるや、地名などを冠したものも多く、そうでなくても省略したいのに、その地名を再度書かされる破目になる。御承知のように、○○パレストウルーフ○○とか、○○ニュウクレインハイツ○○とかである。おまけに五階五○○一号などと続く。

おかげで、頭のほうを省略しているから、楽に間もとれると思って右端を大胆に使ったら、相手の名前が左のほうに寄りすぎて、これまでよりも見にくい表書きになったりして嫌になる。

しかし、もっと突っ込んでみてもよいかもしれないと思う。ともかく番地を信頼して、いっそシャトレーだとか、アルファーなんとか、一切書かないことにしようか。これだと、相手様をなにか裸にしたようで悪い気もするが。

日本醫事新報（一九九七）

長命だったコチョウラン

庭仕事はもうかれこれ半生になって、趣味はと聞かれてガーデニングと答えても自分自身、それほど気負ったような抵抗感はなくなっている。そうかといって、それほどまとまった「庭」にはなっていない。仕方ないから、完成なき庭園というごまかしに終始している。二、三年前から、やはり花はランかなと思い、温度調節の可能な第二温室を置いて、やきもきしている。

一昨年暮れ、ある友人から、コチョウランを頂戴し、部屋の片隅に置き、年末から二ヵ月の間、十分に楽しんだ。コチョウランはファレノプシス類でphalと表記される。その次の属名が不明なんだが、花は全体が純白で清楚、絢爛のそろい踏みという感じであった。花が終わって、その小温室の片隅にファレノプシスのラベルを添えて引っ越しさせた。やがて一二月中旬、ややもすると、カトレア群に押されて日陰という待遇だったこのコチョウランに、花枝がはっきり四本伸張し、花芽が膨らみ始めた。実にほっとした感動であった。それから、年末、そして正月十日頃、四〇輪以上（何度数えても花数が一致しないが）のそろい踏みに至った次第なのである。

温室をやって、最低温度は割合設定しやすいが、ちょっとうっかりすると、三〇～四〇度の高温になってしまう。岡山の日照は豊かだからうかうかできない。花が咲き始めてすぐ、温室から、元の部屋のあの片隅に移動させ、鑑賞を常に、管理を迅速にということにした。以後、満開期間で実に四ヵ月にわたって、微動だにせず、まるで造花のごとくに、蠟の輝きを保ってきた。今、五月中旬、やや、容姿にかげりがみえ、落花し始めた。もう十分です、ごくろうさん、そのままどこかに消えてほしい。萎れてきて落花をみるのは忍びない。

思うに、コチョウランは、長命と知っていたが、近所に有名なFナーサリーがあり、プロに尋ねてみた。よほど管理がよかったんですなーと誉められた。恐縮した。咲き始めてからは、やや空冷の室内に移動させたのがよかったか最低温度が八～九度にはなったが、最高は二〇度程度で安定していたということになる。しかも、室内なので、水を控えることになった。これがよかったのであろう。なにもしなかったのが最もよい養生とは、これいかに。環境によっては、思わぬ長命となる。もって銘すべきか。

日本醫事新報（二〇〇四）

ムカデ歳時記

ムカデの季節が来た。花粉症が恢復に向かう中、一難去ってまた一難。庭仕事が今やたけなわという盛り上がりを感じる時、鉢ものの下、朽ち木、落葉、樹皮下、少し湿った暗い所の、いわば隙間に潜んでいるからたまらない。およそ、どう考えても、好きになれないあの形態であり、その動きっぷりである。

ヘビやトカゲも相性が悪いが、ムカデとなるともう駄目。わが苫屋は児島湾の見えるだらだら坂を登り切った県有林の傍だから、普通の宅地よりも多くなるのだろうか。ムカデのために引っ越そうかというのもどうか。対策もない。用心して家の中には入れないぞということくらいか。有機リン系の粉、粒剤などを置いたり、蒔いたり、本当に効果があるのか疑わしい。

今のところ、もっとも効果的と思われるのは、風呂の流し口を夜間閉じておくことである。ここがどうも一番の進入路らしい。朝、見つけた時、ほとんど浴槽周辺にいる。まあ、今のところ大した被害にも遭っていないが、暑くなってくると大型がくる。ものの本によると、体長一五㎝にもなるやつはトビズムカデとか言うらしい。あの黒褐色の迫力。かつて、わが家の子どもが小さかった頃、必然的にあちこち開けっ放しとなり、その猛烈なやつが天井から音もなく落ちてきたり、なにかヒヤリとする冷感で布団の中にいたことがあった。

ところで、どうしてあの形態に嫌悪をもよおすのか。かのカフカの小説ではないが、あの体節と、その蛇行しながらの音もなき走行のように思われる。けっこう素早い。準備おさおさ怠りなきようにしないと逃げられる。あの体節は節足動物門唇脚綱に特徴的とされ、多いものではなんと一七七対もあるジムカデがいるそうである。

さてさて、現在わが家では、その出没に一喜一憂の毎日ではあるのだが、困ったことに、いわば山の中の生活、虫をはじめ多くの生きものと共存を強いられている。小鳥はかわいいが、鳩はあつかましい、ミミズはどうも、などと言ってはいられない。ムカデたりとも生きものであり、同時代の生物。依怙贔屓はよくない、と家内ともどもそう思っている。まだムカデにひどく咬まれたこともない。

ところで、家内はどうしてそんなことを思いついたのか、その駆除を掃除機で行う。そしてである。一匹いれば必ずもう一匹いると言い、掃除機の吸引しやすいアダプターに取り替え、あっというまに一匹をそして時間をおき、実際に、本当に出現するもう一匹を捕獲。最後の思いやり、添わせてあげるという次第なのである。

以上、これわが家のムカデ歳時記。

日本醫事新報（二〇〇一）

おだまき

オダマキと言うと、園芸食物に関心があれば、その名の由来は知らずとも、ミヤマオダマキ、セイヨウオダマキなど、なじみの草花であろう。最近、園芸の世界では、アウトドアーブームに乗って、あいつぐ新品種の改良に明け暮れているようにみえる。西洋オダマキは、北半球温帯に分布し、約一〇種あり、日本にも数種自生する多年草と図鑑にある。アキレギアに属する。

さらに、日本の花の歳時記は、花の形がおだま、つまり麻糸を丸く巻きつけて中を空洞にしたものに似ているところから名づけられたと教えてくれる。糸繰草とも言われるが、悲しいあの静御前の舞を偲ばせるうつむいた花姿が、なにか追憶の情を誘うという。今風では、ほとんどセイヨウオダマキに囲まれているわけだが、なにか、わびしい。しかし、淡彩色の美人を感じる。けっこう派手なブルガーリスの紫も、遠慮がちにうつむいているようである。そっと大切にしたい風情がある。

知らなかったと言えばそれまでだが、最近、セイヨウオダマキのはっとするたくましさに接し驚いた。どなたか近所に確かにこのオダマキの好きな人がいるに違いない。向かいの引っ越した家の誰もいない庭の乾涸びた砂地のあちこちに、少し盛りを過ぎ、ちぢれた紫をたわわにつけた数株を発見した。こんなところによくぞと思い、知らなかったその育ちに驚いた次第。またまたその翌日、なんとコンクリートの舗道の割れ目、それもわずかな砂地にうす黄色の一株を一〇〇メートル先に発見した。

日本産のオダマキはもともと高山に自生したものらしい。その姿は先の義経を深山に偲んだ静御前ではないが、意外に強くたくましいのかもしれない。それにしても、あきらかなこれら実生のオダマキは向かいの家の花壇にあったものだろうか。引っ越されたあと、トラクターが入り、整地などしていた。生き延びた種子が蘇ったのであろうか。それとも違う隣人にオダマキ好きがいて飛翔自生したのであろうか。

今のオダマキのルーツは、ミヤマオダマキと言われ、人里離れた山野草である。その粗野でたくましい花の命が、華麗な、そして華奢な姿のどこに隠されているのであろうか。

日本醫事新報（二〇〇〇）

私の「住まい」感

（一）

「住まい」というものが、真に実感として、そして、ほんとうの意味でわれわれに「生活の場」として登場するのは、いかなる時、いかなる機縁に由るのであろうか。私は人の精神構造にかかわる職業をやってきたために、いつの間にか、病気に年齢が関係するように、人間の一生の営みの中で、いわば発達的に位置づけ、それを理解しようとする癖ができてしまった。

今、一組の若きカップルが、多くの人々に祝福され、晴れてハネムーンに飛び立ったとしよう。このふたりの若人はこの時こそ、「住まい」を必要とするだろう。たしかに、結婚式の何日か前にはピカピカの家具一切を運び込まなければならない。その時このふたりの若人は、成程「家」について色々とふたりで打ち合わせ、そしてある「家」を見つけるだろう。それは、マンションであるかもしれないし、アパートあるいは会社持ちの借家であるかもしれない。

そして、色々生活上の問題を処理しやすい場所、環境として、彼等はそれを確かに選んだ。しかしである。それはほんとうに「住まい」なのであろうか。ひょっとすると、やっとふたりだけになれたとか、やっと念願がかなったとかの、ひとつの「場所」に過ぎないのではないか。隔離された空間を得ただけではないのかと、言ってみたくなる。恐らく、ほんとうの意味で、それが住まいとしての意味を持ってくるのは、もっとあとではないか。というのは、新婚にとっての家は、いわば多少とも表面的に整っていれば、なんでもいいということもできる。

（二）

しかし、やがて、くるものがくる。もとより、ふたりの愛の巣である。その「空間」に徐々に、そして突然に現れるちん入者といえる。その時点で、多少ともこの空間が「住まい」めいてくる。恐らく、満足度からは程遠い住まいであるかもしれないが。つまりこの頃になると、あの結婚当時の興奮もさめ、このさめた現実の中でゆっくり周囲を見回し、ゆっくりと自分達の選んだ場所の品定めを、今はじめてすることができる。

子供がはいまわるのには狭すぎる、砂いじりをさせないといけないのではないか、アメリカ式に子供だけは別の部屋に早くからひとりで寝させる方がいいのではないか、私達ももっと広い部屋でそれぞれセミダブル程度の別々のベットに寝た方が朝の目覚めもいいかも知れない。おじいちゃん、おばあちゃんがきたらホテルに泊まって貰う方がいいのでは……などなどの事柄は、明確に現実的「住まい」となってくる。これらの要求を満たすためには、資力が必要であり、もともとのそのカップルの資質というか、育ちというか、性格形成上でのできあがってきた物の考え方などによって満足度は異なるから、このふたりの会話の行方はいずこに向かうかは定かではない。いよいよ、ほんものの夫婦げんかに発展する火種になるかもしれないし、幸運な世襲というか、親による援助的解決に一応終わるのかもしれない。

私は、まだこのあたりにも「住まい」、つまり、ほんとうの家というのは無いのではないかと思う。ここでも、単に目先のハザードをいかに回避するかという段階であろう。ゴルフで言えば、目の前にある高い木を越すように高い球を打つか、多少ともロフトの少ない長いクラブで低い球を打って危険を脱するかという程度のものであろう。

家というか、住まいには何が必要であり、そしてそれはほんとうにどういうものであるのか…その高い木を回避すればいいというものではない。その困った高い木も、自分達の中にある仕方のない現実として、これを含んだ、これを生かした、「住まい」としなければならない。

（三）

「住まい」とは、人がその一生において、自分の生きている、あるいは生きたことへの思念が結実していく時に、種々の不都合さを含んで、そして自分の中にとけ込んでくる「場所」のことである。私はそう思っている。

話しをもう少し元に戻そう。引き合いに出した若夫婦も、二〜三の転勤を経て、今、子供は高校生になり、受験戦争に突入寸前である。この事が一家の中心的関心事であり、その他の不都合は、今のところ二の次の問題である。夫婦の間も、もうきわめて散文的となった。このようになった頃にも、ほんとうに「住まい」というのはあるのだろうか。なるほど、一家一丸となって、息子の受験方向へと足並みは揃い、うるわしい「家庭」ではないか。ある目標のために何かを辛抱して、その場所を快適にしていく、まさしく、私の言いたい、「住まい」の条件を満たしている。

しかし、これがいかに不安定な、一時的なもろい場所であるか、それはすぐにわかってくる。息子は成功した、失敗した、そのどちらになろうとも、その住まいは崩壊の危機に曝されてくる。もっと快適な広い空間の中で周囲を気にしないで、勉強を思う存分やらせてやりたかった。あるいは逆に、こんなところでもよくやった、元々頭はいいと思っていたが、あんな難関を越えてくれてうれしい。お母さんは、いっそこの際大学の近くに家を借りて、一緒に息子と住もうかしら…。

そこには確かに「住まい」はあったかもしれないが、その「住まい」とはまことにたわいないものであるともいえよう。まだ、その夫婦にとって、真の「住まい」は完成していないことがわかる。

そろそろこの所感自体も「初老」であり、発達的に見た「夫婦」も初老になった。先をいそがないと、人生は短い。たしかに、そうだ。人生は短い。従って「住まい」をほんとうに考えなければならない時がきた。

（四）

先日、所用のため伊勢志摩の方に行く機会があった。その会議の特別講演として、地方の有名な民族研究家の話しを聞いた。その中で、伊勢の特別な住まいの形式に、陰居性というのが独特な形態で継承されているのを聞き、ある感銘を憶えた。私は、昔の家は、そこを誰も出ることができない、閉鎖的な場所として、親子三代がそれこそ種々のハザードをかかえて短く生きたことを、今まで感傷的にとらえていた。しかし、民族学的にもかなり古くから、そういう家敷のある閉鎖的な場所の中で、驚くべき柔軟性と、スマートさと、現代性ともいえるセンスをもって、伊勢の古人が、大陰居、中陰居へと家族構成を流動させ、「住まい」の実態を築いていたのを知った。つまり、この民俗資料にある通り、住まいは定着性の中に流動しようとするのをとめて、定着したい要素を一方にもつものだということを感じる。

（五）

これを人生の発達の中でみると、初老までの夫婦は、これすなわち流動物であった。従って、現代という枠の中で考えれば、これからは定着性へと向かいたいところである。ただ、自分の属する社会がこれを認めるのかどうかが、初老の夫婦にとっては頭の痛いところであろう。しかし、ここに、そしてこれから「住まい」がはじまる。私はそう考える。それがマンションであろうと、一戸建ての家であろうと、これからは、もうただの家の中であれこれと、ごそごそ動き回るだけのものでは、それは「住まい」とはいえないことを、ほんとうに体得する時期に来ているといえる。

自分の求めた、理想的とはいえないまでも、風にそよぐ木、空の色合、明け暮れにカーテンをもれる陽の光り、適度に決められた夕べの室の明るさ、時々きこえる犬の声…。それは主体性をもって、自分が周囲を見ている姿である。その自分のまわりに「住まい」がそっと場所を占めたのである。そういう空間は、自分が主人であって、出来事が主体ではない。何が起ころうと、自分が円周の中心点にいて、周囲を静かに見ているという風のものでなければならない。その中にいるのが自分であり、それが「住まい」である。この空間こそ、自分が選んだ場所であり、人生の宿である。

出典不詳（一九九四）

老厨

サラリーマンにとって昼食というのは意外に難事である。「今日どうする？」という問答は若い人に多い。年長のわれわれだって同等である。

私は弁当を自前で作って持参するようになって久しい。女房が料理に熱心でないことをいいことに、男子厨房に入らずどころか、早朝より厨房に入るという具合になってしまった。生来、凝り性で、三日坊主といった類でないということは言える。いや、もっと積極的に中味のワンパターンの脱皮にあくせくしているというのが実状である。朝まだき、カチャカチャ音をたてるんだから、女房だって迷惑だろうとは重々わかっている。しかし、もう今や朝のジョギングみたいなものだから、やらないと気持ちが悪い。

いつも三つの仕事を平行して行う。ガスレンジでメンタイコと辛口の鮭、片方のコンロで卵焼きだが、ピーマンか白子干しを交互に入れる。片方でアスパラかインゲンかブロッコリーかをさっと茹でるという、何か、ぶらさがって、振って、曲げるというような、一連の運動みたいなものになっていて、ここが固い芯になっていて、その中核を崩せない。もともと

野菜をしっかり入れるという固定観念と、交通信号の赤、黄、緑で色どりをという思いが弁当づくりを難しくしている

ところが実際にはミニハンバーグなどを入れ込んで、「凄い蛋白質！」と横目で女房が一言入れることになることが多い。どうもその辺が脱皮できないでいる。その上、以前から料理に思いあがり、趣味はと聞かれたら、「料理」とそっと言いたい気持ちが長く心底にある。しかし、どだい料理の基本がわかっていないのに料理が趣味だとは言えないだろう。物事には正道というものがある。たかが盲腸炎だって、下腹の方を勝手に切ってまた合わせておけば大丈夫というわけにはいかぬと同じ。

従って、プロのやるテレビ番組は、万障繰り合わせて見ている。老厨房にロマンを！という思いである。大きな檜の俎板、白い手布巾、青光のする包丁、などはわがビジョンである。いわば、わが生きがいの中核施設というわけである。

「建築も老後を思って建てなさい。電源のコンセントも手の届くやさしい場所に」などと昨今うるさい。これと俺のロマンはどこで結びつくんだろう。俺は立って創るんだ！などと気張ってはいるんだが。

日本醫事新報（一九九四）

VII

講演・講義

心の健康いろは

悪い奴ほどよく眠る

〝悪い奴ほどよく眠る〟というフレーズがあったが、あれは映画かなにかの題名だったろうか、今は忘れてしまった。そのやや上品でもないタイトルが最近いやに脳裏にかかっていて、次第に自分の中でふくらんでいるのである。〝悪いやつほどよく眠る〟、なるほどと思う次第なのである。

もとより、もともとのストーリーなどとは、今の場合、関係はない。なるほどと思う次第を次に述べてみたい。

職業柄、精神保健、心の健康、職場のメンタルヘルス、などなど、これらに類する話をさせられる事が多い。

その中でどうしても避けて通れないのが、不眠症の問題である。つまり、〝眠れない〟という状態についての説明であり、解決法である。

最近、政界の汚濁をめぐって随分世の中が騒々しい。その渦中にある人の心中はいかがか。

〝悪い奴ほどよく眠る〟ということから言うと、官憲の手が迫っているという界隈でも、案外ぐっすり眠っている輩が多いのではなかろうかということになる。しかし、また一方では、上司に迫る追求を逃れるために、自らの命を絶ち、すべての証拠物件とともにあの世に旅立つという〝まじめ〟人間もあり、震撼させられることもある。

話がすこし冗長になったので本論に戻したい。

なんとなく、先に〝まじめ〟な人もあるとか言った。その〝まじめ〟ということが、実は〝悪い奴〟と対極をなす〝眠れない〟人となるということなのである。すこし説明したい。

今や、三百万人にのぼる人達が、うつ病ないしは、うつ状態に陥っているのではないかと推測されている。

この「うつ」という状態はもとより精神医学上の厳密な定義にそうものでなければならないが、一般には、やる気が失せている状態と思ってよい。

ゆううつというよりは、まじめな意味を十分含めた上での意欲喪失である。なまけではない。さて、このうつに陥る人は、すくなくとも、〝悪い奴〟には程遠く、かぎりなく、いい人に近い。このいい人でそしてしかもとなると、つけ加えることが多いが、ドイツなどでも同じことを言っているように、自分の属している身近な社会を愛し、いわば秩序を守る人でもある。会社などにとっては、従って重要な担い手であったはずである。こういう人が、もっともうつ病にかかりやすいというデーターが出ている。そして、その重要な症状は、ねむれない（不眠）ということである。

うつ病の中心症状をなすのは、先の意欲喪失と、この不眠、そして食欲不振である。そして、うつ病にかかる人は概して物事に熱心で、いい加減にすますことができない。だから角度を変えて言うと、こまわりがきかず要領が悪いとも言えることになる。思いつめ、容易に虎口を脱することができない。

以上のように書いてくると、「心の健康いろは」としては、少々困ることになる。それは、心の健康などというものは、そもそも平素の予防的な心掛けを説いたものでなければ意味がない。さすれば、うつ病などにかからない為には今まで述べてきたような、うつ病に親和性の性格ではいけないことになるのである。

すなわち、物事にそれほど執着するな、まあまあのところで折り合いをつけなさい、すこし要領よくやったら、などという次第になるわけである。

以上が、結論的には、少々悪い奴と言われるような人物の方が心の病にはかかりませんぞ、という次第を説いたものとなるわけです。余り言い過ぎでも困るので、今日は筆を止めますが、「まあまあ」などという日本語はもっと、その裏の意味も含めて考え直したい含蓄ある用語なのでしょうか。

しかし、最後に筆者が悪を奨励しているのではないこと、「まあまあ」を振りかざして、日本的あいまいさを勧めているのでもないことだけは行間からお汲み取りいただきたい。

心身症と性格（一）

最近、どこかで「心身症」という言葉を聞かれたことがあるであろう。しかし、この言葉は、また何かよくわからないということもしばしば耳にする。専門家解釈は別として、今回は「心身症」について、なるべくわかりやすく書いてみる。

実は、ここでも、また、前号と同じく、いわゆる〝まじめ人間〟或いは〝いい人〟が登場することになる。従って、思いあたる人は、ほめられたわけではないから、該当する事柄の方を重視して、こころの健康に留意して欲しいわけである。

結論的に言ってしまえば、「心身症」という特別な病気があるわけではない。普通の身体病がそこにあると思って欲しい。ただ、心と対比されているところに意味がある。もっと具体的にしよう。十二指腸潰瘍という病気はよくご存知であろう。これは、身体の病いのひとつであることは疑いない。この病気の経過は、実は極めてメンタルな要素に影響されやすい。つまり、心のあり方によっては、病気の経過がよくもなり、また一方悪化したりする。心と身体の関係は極めて深く、代表的な心身症のひとつである。平素の精神生活を無視して、この病気の経過を云々することはできない。心が病気をすなわち十二指腸潰瘍の行く末を左右することになる。

以上の如く、心身症という特別な病気があるのではないことがおわかり頂けたと思う。他にも、高血圧しかり、下痢を主体とする大腸炎しかりである。もしなにか身体の病気があって、時折、或いはただ今、受診中の方は、自ら病気について洞察を深めて欲しい。

ストレスにさらされた実験動物が、ただちに消化管出血を起こしてくるという話しを聞かれたことがあろう。心の在り方によって、身体病は容易に引き起こされてくる。

自分の病気は、ひょっとすると、心身症的側面をもっているのではないかと、そっと、自らに尋ねてみて欲しい。自らに気付くということが、実は非常に重要な治療法なのである。

では、何故或る人は、心身症に陥り、或るひとは、単なる身体病として推移するのであろうか。心身症と化す要因を探ってみよう。

まず考えられるのは、生活場面における問題への取り組みである。

つまるところ、或るパターンをとってしまう。いわば性格的個人差が認められるようである。それは、どうも問題性を自己の心中奥深くにしまいこんでしまうようなパターンではないかと思われる。平たく言えば、がまんが割合容易にできてきてしまって、欲求不満も、自ら背負い込んで耐えることができる人と言えばよかろうか。

大切なことは、それがごく自然にできるのであって、じっと耐えなければならないなどと思っているわけではない点である。無意識にそうなっている。従って、前に述べた自分への気付きが大切な治療法のひとつであると言った意味が、おわかりいただけたであろう。こういう人は、従って自分ががまんしているということを知らないから、何事についても不平不満をあからさまにすることはない。一見淡々としているように見える。

他人からみれば、無口で、おとなしく、我慢強くて立派な人に見える。まじめ人間として評価されている。

しかし、その犠牲は、一方で、五臓六腑に浸みわたると言うことになる。さすればどうしたらよいのか。そのひとつは、以上のような説明をまず理解することから始め、自らへの気付きが治療の第一歩であるとだけ今回申し上げ、次号に続けたい。

心身症と性格（二）

前回、心身症とは何かについて、大体のことを述べた。その末尾に治療法というか自らへの気付きの重要性について先ず触れておいた。

さて、その、おのれへの気付きであるが、もうすこし説明しておきたい。

一般に、がまん強い性格というものがあるとしよう。がまんするというのは、がまんしようとしてできるわけではなく、なんとなくがまんできる人のことである。今、自覚してがまんしようとすれば、それはできないわけではないが、尿意を暫時こらえるといった程度のことで、短い時間のことに限られてくる。従って、がまん強い性格とは、常に、そして、大体にがまん強いのであって、刹那的なものではない、しかも、そのがまんを自覚していないからこそ、がまんもできるというものである。つまり自覚されていないがまん心をさすことになる。ここで、「抑圧」という、すこしややこしい熟語を登場させなければならない。簡単に言えば、がまんが板につくと、外面とはうらはらに、内面に、押し殺した無理な状態をつくることになる。これが抑圧である。すなわち、内臓の歪みの誕生というわけである。このことをがまん強い人に説明し、それを理解し、それを理解してもらいたいわけである。ところが、そういった当の本人は、自分はそんなにがまん強い人間ではなく、むしろ、まだ十分に人間もできていない未熟なもので、と言われるからややこしい。しかし、ここのところが大切で、それこそがまんして繰り返し説明したいもっとも重要な点である。手始めとして、是非とも通過しておきたい出発点である。あるいは、最後のゴールと言えるのかもしれない。

さて、それでは次にどうすればよいのか、予防法である。今迄述べてきたことは、要するに、認識し、理解すれば、それだけでも大いに治療効果はあがるという意味である。しかし、言うは易く、なかなか困難でもある。従って、日常生活のあり方を具体的に示す必要があるのかもしれない。

これまで、心身症になりやすい性格、すなわち受け皿について述べてきた。問題は、この受け皿をいわば凸面にして、少々のストレスの流入もはじき飛ばしてしまうような方法について考えなければならない。このたえず流入しようとするストレスについて考えてみよう。

ストレスとは一体なにか、一般には、人間にふりかかる都合の悪い不快なもののように理解されているむきがある。元々は、人間が生きて行く上で、外界から加わる種々雑多な刺激に対して、生体がいかに反応するかといった生理学的述語であった。現今、ストレスとは、全くいやな奴、悪者と理解され、なんとかこれを排除し、取り除くことのみに夢中であるというのが一般認識であろう。

しかしである。今日、生活環境、例えば、職場、家庭、学校というような人間関係の中で、疲労、不安感、抑ウツなど、様々な刺激が雨あられと我々の頭上にそそいでくる。

従ってこれから逃れようというのははじめから無理である。事実、世界的にも、共通のストレスとして、勿論不幸な出来事が先ず列挙されよう。一方また、喜ばしいことも本人にとってはストレスとなることを示すものが上位にある。前者には、配偶者の死亡、別居、病気、障害などがすぐに思い起こされる。ところが、後者には、結婚という祝事が、ベストテンに顔をつらねていると申し上げれば、そこで、自らストレスとは、なるほど、そういうものかとおわかりになろう。そしてまた、前向きな、生活上必要なローンも、やはりストレスに違いないのである。

以上から、いかに人柄や生活環境が異なろうとも種々様々なストレスが誰にでもふりかかっていることは今や論をまたない。

これをどう受けとめ、心と身体に歪みを加えないような日常生活の対処の仕方はどうなのか、次回で述べてみたい。

心身症に陥らないために

今回は、具体的に、心身症に陥ることを防止する対策について考えてみよう。

何よりも重要なことは、自らの人格構造を理解すること、即ちおのれを知るということである。さて次に、あなたが行っている生活パターンを今一度考え、整理してみることにしよう。一日の行動、起床時間、食事の状況、仕事の進行と懸案事項、帰宅後の家族との対話、起床時刻、親しい友人との交友、などなど。そして、この一日のライフパターンが、ある程度でもよい、生き甲斐にかなったレールの上にあるのかどうか。

よくよく思い直してみると、すべてが満足に行われ、何事もない状態であると言い切れる人はいないのではなかろうか。

前項に列挙した事項のすべてに問題を感じないとすれば、実はそれは過剰な適応だということになる。そして、すべてに満足しているかに思える、そういう人格構造にこそ、無意識的な抑圧がかかっていると考えてよい。

だから、何かひとつでもよい、思い通りにならないことがあるはずだ。それをしっかり認識することが重要なのである。「あの事がうまくいっていない、あの事を考えると、胃が痛む」と気付き、自らに語りかけて欲しい。

重ねて言うが、自分の身辺に特に今問題はない、というのは、実は極めて理想的状態であるというよりは、より危険なものである。次のように考える人には問題が多い。〝思っていることを安易に口にださない〃〃辛いことがあっても我慢できる〃〃自分の考えを通すようなことはしたくない〃〃顔色をすぐ変えるようでは困る〃などなどの信条は、心身症に親和的なものなのである。

自分の生活パターンをよく理解し再考してみよう。どこかで無理していたり、無視していたりするところはないか。「あの事は別の問題で」と、何か避けて通っている部分はないか、もういちど自らに尋ねてみよう。

そこで十カ条の心構えを列挙してみる。

一、目標をもちたい
二、人の通りにする必要はない
三、不平不満をひとつ言葉にしてみよう
四、ノー（否定の意）と、はっきり言うようにしよう
五、時間のために働くのをやめよう
六、帳尻を合わせるように自分流の休息を見つけたい
七、どんなことでもそんなにうまくいくものではないと思うようにしよう
八、何でも言える友人が欲しい
九、なんらかの運動スケジュールをもちたい
一〇、ひとに頼みごと（相談）のひとつやふたつがあった方がよい

まだまだ重要なことが多々あろう。ややもすれば、陥りがちな傾向を回避するための対策を列挙してみた。つまり、心身症にかかりやすい人の傾向の裏返しを防止策としたわけである。

鈴木仁一さんは、心身症を長年手がけておられる内科医の先生であるが、心身症に対する健康づくりのために、いろいろの示唆を数多く発表されている。その中に、「現代」自体が心身症を発生させやすいとして、今一度「昔」のひとの生活と比較して今を思ってみようと思う。いわば、温故知新である。古きことの中に、学ぶべきこと多し、というわけである。

現代の多忙自体が悪者ということではあるまいが、一生懸命やるのはいいが、ちょっと休もう、まじめにやるのもいいが、よく寝よう、忙しがらずに、少しは自然を眺め、食物などを観察し、自分なりの運動スケジュールを持とう、と重ねて申し上げたい。

進歩、発達の陰で、胃がいたんだり、下痢したり、血圧が定まらなかったりでは、仕方がない。

ライフスタイル、今一度、自分の一日のスケジュールを振り返ってみよう。

あなたのストレスをチェックしてみよう

今回はあなたの心身の健康状態をチェックしてみることにします。

これまで、いろいろの質問用紙が出回っていますが、どれを採用すべきか、必ずしも明確な評価が得られていません。この種の質問紙によるストレスチェックを「ストレスインベントリー」といいます。
インベントリーとは、言ってみれば在庫品調べという意味です。心の状態をくわしくチェックし、一度棚卸ししてみようというわけです。
市毛智雄氏の提出したストレスチェックをしようしてみます。（こころの科学二六、七月号、一九八八）
〈ストレスチェックA〉
一、新しいことや、むずかしい問題をさけた
二、不安やさびしさを感じた
三、落ち込みやあきらめを感じた
四、悩みごとが頭から離れなかった
五、周りの人についていけないと感じた
六、じっとしていることができず、よく動きまわった
七、周りの人の仕事や動作がじれったかった
八、車に乗る際や車の運転中人に追い越されて腹がたった
九、いくら言ってもわからない人間が多いと思った
一〇、待たされていらいらした

以上の質問にたいして、この一ヵ月間のあなたの状態を思い出して答える。その際、

ほとんどそうであった　三点

しばしばそうであった　二点

ときにそうであった　一点

全然なかった　〇点

各質問の答をあわせ総点を計算して下さい。合計点が八点以内なら、ストレスレベルは平均点。一二点まではやや注意レベル、それ以上はかなり注意を要するレベルとなる。

次に、三点に〇をした質問には、自らへの反省材料として特に留意して下さい。

質問の一から五までは、避難傾向を示すものです。六から一〇は、攻撃性をチェックするものです。

〈ストレスチェックB〉

一、動悸　二、息苦しさ　三、めまい　四、熟睡感のなさ　五、手足の冷え

六、首や肩こり　七、目の疲れ、いたみ　八、腰痛　九、頭痛　一〇、手足のしびれ

一一、疲労感　一二、便秘　一三、腹痛　一四、下痢　一五、消化不良

以上のB群についても、前と同じように、三、二、一、〇点を入れる。このB群については、一二点までは平均レベル、一七点まではやや注意、それ以上はかなり注意を要するということです。

内容をもう少し掘り下げてみると、一～五は、自律神経性サイン。六～一〇は、筋緊張系のストレスサイン。一一～一五は、消化器系に現れるサイン。

従って、それぞれの群毎に、高得点をチェックしてみることもよい。それに応じて、対策を考えることができるからです。最初の群に得点が高い場合は、食事時間、睡眠時間などを今一度考え、生活リズムを調整していく、筋緊張にストレスサインの強い群は、スポーツ、その他体操など、運動を取り入れて対処するとよろしい。プールでの水泳などは理想的です。最後の消化器系の場合には、やはり食事の時間、摂取量、バランスのとれた食事内容、酒量などを今一度再考する。この群にも規則的な運動日課を取り入れることは是非とも必要です。

いろいろの質問紙や、内容の違うものなどが開発され、試みられています。要は、この種の質問を自分に投げかけ、馬鹿にしないでよくよく吟味することです。本当の意味で、自らへの気付きができた時、ほんとうにストレスとつきあっていくことができるのです。

(A)〝せっかちなところがありますね、もっとゆっくりゆっくり、そうしましょう〟

(B)〝ありがとう、そうなんです。治さないとね……〟

と、答えながら、Bさんは、いかにもいそがしそうに夕刻の町を、いつものように走りながら去っていきました、などという光景が浮かびます。誰も自らに気付くことは難しいことなのです

うつ病とその周辺（一）

今や、国民の三五〇万人が、「うつ状態」に陥っていると推定されています。何故にこのように多くの人が、落ち込みに至るのでしょうか。昔はそうでなかったのか、と思いたくなります。人間社会の多様性と複雑化が、うつに悩む人の数を増大させるのでしょう。人の精神変調は、やはり、生まれつきの定めばかりではなくて、教育環境、対人関係など、諸々の要素によって発現するのだということが、「うつ状態」発現の増加によって、よく理解できるわけです。

「…最近、眠れない。途中で何度も目がさめ、そして、朝早くから起きていて、しかし、どうしても床を離れられない。食欲がない。生きていくことに自信がなく、あれだけ頑張ってきたのに、もう今、意欲というものが全くない気がする。家族に申し訳ない、こんなことでは。人にも会いたくない…」このような状態が、二週間以上も続くようだと、先ず、「うつ状態」と言っていいと思われます。症状的には、このように、睡眠障害、食欲低下、食欲の喪失を主な症状とします。これに体重減少、性欲低下などが加わります。専門的には、その他、日内変動といって、夕刻から夜間にむかって少し症状が回復し、朝はやく目がさめる頃、また、前の日と同じように悪化して、これを繰り返すという、うつ状態の診断上重要な症状もあります。

一般には、こうした典型的なうつと心身症、ひいては、神経症などが、同じ箱の中に入れられ、差別なく口にされているようです。専門的には、きびしく区別される必要があります。治療が異なるからです。

前回までに述べた「心身症」は、身体の症状をもつことを、今一度思い出して下さい。ところが、この心身症と、うつ病とが実際に医師に見きわめられていないことが少なくありません。どうしてでしょうか。先程の例示のように、うつ病は文字通り、意欲の減退を中心として、人間の生活上の前進をはばむという、精神的変調が主体です。勿論身体症状も多彩ですが、一方、心身症は、胃・十二指腸潰瘍とか、習慣性下痢のように、内科でつけられる病名を軸にしますから、両者の区別は明瞭なように思われます。ところが、繰り返しますが、実際にはまぎらわしいことが多いのです。うつ状態をよく診ておりますと、中心症状に食欲減退、体重低下などがある場合、どうしても内科的精査に時間がかかります。ある時は肝臓障害を疑われたり、慢性膵炎ではないかと、入院検査を受けたりで、本当の治療の開始が遅れることもあります。ですから、先程述べたように、この食欲不振、身体のだるさなどが、うつ病の症状ではないかと疑ってみることが必要です。内科的検査で、さほど異常が見つからない場合は特にそうです。このように、表面的には、普通の内科的疾患のようにみえて、実は本態は、うつ病であるということです。これを「仮面うつ病」といいます。治療が異なりますので、経過に重要な相違を生むわけですから、大変重要な問題です。

うつ病とその周辺（二）

今回からの「うつ病とその周辺」では、主として、中高年に多いうつ状態を取り上げます。特に強調しておきますが、いわゆる、さきゆきの悪い精神病性のものではありません。ほんとうに身近なものを取り上げていきます。

前回、もっとも代表的なケースの症状を例示して、うつ状態の特徴を述べました。今回は症状の特徴について、もうすこし説明したいと思います。専門家医の舞台裏をおみせしたいわけです。つまり、どういう状態を「うつ病」と、診断しているのかという手の内を説明します。

人のある状態を診断する上に重要なことは、ひとつの特徴にこだわることなく、全体として、その人がどういう状態にあるのかを、社会生活全体を十分踏まえた上で、総合的に摑む必要があります。

うつ病の代表的症状である意欲の減退を例にとっても、これが強くみられるからと言って、すぐに、うつ病ということはできません。年齢、職業背景などを十分に検討しなければなりません。若い人にもっとも多い統合失調性障害にも、この意欲減退は、しばしばみられるからです。

先ず症状を連ねてみます。
一、食欲減退、体重減少
二、睡眠障害とくに朝早くから目がさめる（早朝覚醒）
三、身体の具合がどうもおかしい。疲れやすい、頭が重い、胃のあたりが変だ、など。
四、頭の回転がわるい、動作も鈍い、その反面、いらいらしている。
五、以前とはかわって、何事にも関心が湧かず、興味がなくなった。性欲もない。
六、なんとなく自分がつまらない人間と感じたり、悪いことをしてきたと思う。家族にももうしわけない、など、現実以上に考えてしまい自分を責める。
七、考えが前に進まず、同じことにこだわって空転する、集中力もない。
八、ふと、いっそ死んだ方がいいのかも、と思ったりする。
以上のような症状が、四つか五つあり、かつ、この状態が、もうかれこれ一ヵ月近く続いているということであれば、先ず、うつ状態と医学的に診断されます。その他のこと、とくに、前回述べた一日中の症状の変化、つまり朝がとてもわるく、夕刻の方がすこしましだというような特徴も参考になります。なによりも、このような状態が、とりたてて原因らしいものもないままに持続しているということも、重要な診断の拠りどころとなります。

診断について、付け加えておきたいことがあります。最近の用語であるストレスばやりのように、なにもかも、状態が似ているからといって、すぐに「うつ病」と思ってはなりません。

特に重要なことは、身体の病気が先行していて、うつ状態になることがあるからです。うつ状態に似た症状を示す身体疾患の二、三を述べてみます。先ず、肝臓障害、特に慢性肝炎などが問題になります。その精神症状として、全体に元気がなく、意欲がないなどの症状が出てきます。

甲状腺疾患の場合にも似てきます。特に、その機能低下の場合がそうです。粘液水腫といいます。この場合にも、皮膚につやがなく、からだがだるく、食欲もなく、精神的にも落ち込んだようで、よく似た状態になります。

肝臓の場合と関連して、アルコールの飲み過ぎも、うつ状態を引き起こします。もともと、アルコールは精神に対して、活性を与えて後、抑制する作用があるのです。二日酔いの背景もそうです。まあ、アルコール中毒と言える状態ならば、家族もすでに御承知ということでしょうから、身体の病気の先行のような、ややこしい診断上の問題はないかもしれません。

脳に腫瘍ができていても、抑うつ状態を示すことがあります。とくに、前頭葉に腫瘍がある場合、その身体的サインがなく、ぼんやりしていたり、食欲が無いかにみえ、言葉数もすくなくなり、じっとして動かないなどの、精神症状だけが全体に出てくることがあるのです。

その他、感染症の場合、また他の疾患が現にあって、ステロイド剤などを投与されている場合にも、抑うつ状態になることがあります。それから最後にもうひとつ、血圧を下げる薬を服用中にも、しばしば、うつ状態が訪れることがありますので、注意が必要です。

うつ病とその周辺（三）

今回は、うつ状態におち入りやすい人柄といった面について話してみます。このように書くと、何かうつ状態になる人は、前からきまっているように思われるかもしれませんが、必ずしもそうではありません。ここでは、こういう傾向のある人はご注意をという意味で読んで下さい。

先ず、うつ状態は、前にも書きましたように、意欲の減退を主な症状とするのですが、病気になる前はその反対です。ともかく意欲満々、活動家だったという人の方が多いようです。仕事の方も徹底してやまない人です。しかも、方向転換のできない、融通の効かない人です。つまり、ちょっと要領の悪い人ともいえます。ですから、反面、要領がよく、小まわりのよくきく人は、うつ状態には落ち込まないとも言えます。これに関連して、第一回目のこの社報に、「悪い奴ほどよく眠る」という題で、すでに書きました。ともかく、真面目で、ひたむき、何かの為にまっしぐらというむきには注意が必要です。その結果、はずみを失うと、がっくりということがあるわけです。このはずみを失うという、病気になるきっかけについては次回で述べるつもりです。

名古屋大学の笠原教授の指摘した性格特徴を付け加えておきましょう。

活動的ということに関連しますが、働くのが普通というか、好きというか、やりだしたら徹底的です。責任感も強い方です。義理をともかく重んじます。人に頼まれれば、首を振れない人です。従って、人との争いなどできるひとではありません。一面、気の小さいところもあります。ですから、人にどう思われるかを気にします。常識家です。従って、極端なことは先ずしません。もっとも、その裏で極端に仕事をやり遂げているという面はあるわけです。仕事師ですが、一方、めだつのは好きでないというところがあります。いつも燃え続けていますが、普通に言う、熱しやすいという傾向もあるようです。人にはどちらかというと朗らかに見えます。物を片付けるのが好きだったり、きれい好きで、きちんとすることが板についているということでしょうか。

以上を総合してみますと、私は、次のような特色にまとめられると思います。

つまり、じくじくと、水がにじみ出るような、絶えざる熱気と根気があり、容易にスイッチできず、あることから離れられないねばっこさ、とでも言えるような性格特性ではないかと思っています。

西ドイツなどの精神医学界では、もっと社会的にその人柄を把握して、〝秩序を尊重する〟人格などと言っています。つまり、秩序愛豊かなる人柄こそ、うつ状態親和性であると言うのです。これは、日本の下田光造先生という精神医学者の先達が、かつて、うつ病にかかりやすい性格のことを、〝執着性性格〟といったことと多いに関係があるようです。

ともあれ、ここでもういちど、うつ状態に落ち入りやすい性格を、さらに簡単に言えということになりますと、「こだわる人」と私はいいたいと思います。こだわりです。むずかしく言えば拘泥するということになりましょうか。このあたりに、精神衛生として、予防と対策に向かう、自己訓話が生まれそうです。

以上をふまえて、もっと事柄を社会的に眺めてみましょう。

うつ状態に陥るということは、何も弱者がさらに弱くなるというよりも、普通以上にやっていた人が普通以下になるということでもあります。むしろ、社会的には有用であった人です。これが、管理職などにうつ病が多いといわれる背景をなしています。性格のことを主に今回は書きましたが、社会背景はこのように無視することができません。近時、日本経済は燃え続けています。その火中にあって、飛び火を受ける、まことに人は強く、また弱いと言うこともできます。

うつ病とその周辺（四）

うつ病に陥るきっかけのようなものがあるのか、とよく聞かれます。もしあるとすれば、予防にもつながる重要問題です。

病気の原因という医学上の複雑な問題は今別として、誘因というか、きっかけというか、そういう人生の出来事のようなものが、発症に先立ってみられることが実は多いのです。

しかし、誰しも人生の渦中にあって、常に順風満帆というわけにはいきません。
今回はとりあえず、この誘因について、具体的に並べてみます。
重要なものを列挙します。

一、職務の異動

男性にとって、もっとも多いうつ病の誘因です。今後女性の活躍の分野がさらに拡がれば、当然男性に限った問題ではなくなります。

注目してほしいのは、転勤、それも栄転や、昇進など、男子一生にとって、おめでたいことなのに、かえって病気の誘因となるという皮肉な場面です。

二、仕事の過労

元気で仕事にも張りがあり、生き甲斐にもつながっていて、疲れをしらない、このような状態は、しらぬ間に、疲労を蓄積させます。この状態が、或る一定期間維持されていて、これに、ほんの些細な修飾が加わる時に、どっと問題が出てくるのです。つまり、ちょっとだけペースが変わるといったことが誘因となるようです。ですから、これまで、疲れなど全く感じなかったような人の方がかえって危険なわけです。

三、妊娠・出産

どうして妊娠、出産が誘因となるのか、正確なメカニズムは知られていません。しかし実際に、お産がきっかけとか、妊娠に関連してというケースは割合多いのです。とりわけ産後のブルーなど、生体にとっての強い動的変化が引き金になるということです。古来、先人も産後の問題については、色々の名言を残して現在に至っています。

四、精神的打撃

精神的ショックだったという言葉をよく耳にします。些細なことのように思われることでも、当の本人にとって、もっとも重要な因子となります。つまり一定の状態が望ましく、急激、あるいは徐々であっても、経済状態が変化するということがきっかけを作ります。

五、その他

女性にとって、引っ越しなどは、とても大きな精神的負担になるようです。引っ越し後の、あと片付けもさることながら、新しい環境になじむのに、人によっては、とても大きな負担になるでしょう。

男性にとって、新築・改築などに際しては特に用心していただきたい。自分の家を持つことは男子一生の夢とも言われます。一世一代の大仕事とも言えます。それなりに、その及ぼす心身への影響は大なるものです。大きなストレスとなるのは言うまでもありません。

身体のどこかに病気があってもよくありません。からだの不調、慢性疾患そのもの、これらはいずれもメンタルに大きな負担となります。またその身体疾患そのものが、うつ状態を引き起こすことのあるのは、前回までに述べた通りです。家庭内に色々の葛藤があることも問題です。

急性のストレス反応も問題です。ましてや肉親の死は、急激な悲哀を、そしてのちに抑うつ状態を長く残していくこともあります。

以上のように、誘因をじっと見つめていきますと、何か共通の要素があるように思われます。人生は出来事の連発ですから、何事にも耐えられる強い人もいます。しかし、弱い人の場合、〝変化〟することがどうも良くないと言えるのかも知れません。一定の状態が変わる時です。リズムの変化、それはまさしく脳内のリズムを変化させてしまうことになるのでしょう。

うつ病とその周辺（五）

これまで四回にわたって、「うつ病とその周辺」、言いかえれば、うつの状況を色々の角度からみてきました。そのまとめと、まだ、言い足りなかった面、そして予防という点に再度触れておきたいと思います。

うつ状態に陥ることを挫折とか、落ち込むとか言います。言い方は色々ありますが、普通一般には、それでいいと思います。「うつ状態とは」と堅苦しく考える必要もありません。これまで、特に強調してきたのは、健康に過ごしてきた人のペースがなんらかのきっかけで変化するということでした。弾みを失うということでしょう。規則的にポンポンと弾ねていたボールが、小さな石ころにあたり、そのときから、リズムを失い、ちぐはぐになり、それまで輝いていたツヤや張りを失い、失速して、路傍にとまるとでもたとえればよいでしょうか。

リズム、これはその人にとって重要な日頃の律動です。生活におけるこのリズムに与える出来事には大きく言って、次元の異なる二つの条件があります。

第一は、性格、考え方など、その人となりのようなものが、つまずきの原因となります。

第二は、年齢的な節目です。

昔から厄年などというのは、意外に馬鹿にならない先人の知恵です。この年齢の節目はそれを感じない瀬戸際の線が重要です。最近年とったなあと感じるような時ではなく、まだそこまでは意識していない頃だとも言えます。中年の皆様には御用心ということでしょうか。

以上の背景の上に、人生のイベントが追いうちをかける。具体的には、昇給、転勤、定年退職、引っ越し、子供の卒業、結婚、新築改築、などです。

人柄について、もう少し具体的に付け足してうつのシリーズの終わりにします。人生において、ある出来事が起こった場合、その人その人によって、問題への対処の仕方は違ってきます。大体三つのパターンがあると言われます。
一、自分の方が悪いと考えるか、人の方が悪いと考えるか（内罰—外罰）。
二、すべてにわたってこうなっていると考えるか、それともある部分だけがそうだと考えるか（全体—部分）。

三、常にこうだと考えてしまうか、時にはこんなこともあると思うか（永続―一時的）。
以上の三つは、組み合わせによっては色々のタイプとしての性格表現となるわけです。

ある若い男の人が、失恋したとき、〝俺のどじのせいだ。俺はいつもこうなんだ。きっとこれからもこういうことが続くに違いない〟と呟いた。ここには、内罰、全体、永続型の性格が浮き彫りにされてきて、何かのきっかけがあれば、この人は落ち込み易い人かもしれないと思えるわけです。

最近アメリカにおいて、認知療法と呼ばれる理論が、臨床場面に応用されてきています。くわしいことは改めてまた述べる機会もありましょう。

ある人の物のとらえ方を、前項と同じく、分析しています。例をあげてみます。

ある人が晴れて課長さんに昇進したとします。その時に〝本当はB君がなるべきで、おれがこうなったのは何らかの間違いだ〟といつもマイナス思考するパターン。

ある若い医師の科学論文に間違いがあることを指摘された。しかし、ミスプリントの一種であまり問題はなかった。しかし、完全主義的な彼はそれ以来、研究を続ける意欲を失ってしまった。

ある婦人は極めて几帳面で、しかも活動的な人であった。最近主人の帰宅が遅く、やや心配で、入眠に時間がかかるようになった。その訴えは、〝全然眠れない、生活がめちゃくちゃになった〟という、全か無かの思考パターンをここに見る、というような例です。

以上のような性格パターンは、それをよく知ることによって、事態に対処するすべを自らの中に見いだすことのできる資料と言えるのではないでしょうか。

〝心の病に効くくすり〟（一）

今回から数回にわたって、くすりについて書いてみます。特に、〝心の病に効くくすり〟について書いてみます。

日頃学生諸君からよくきかれることですが、落ち込んでいるとか、どうも憂うつだと言うような場面に、ほんとうに薬をのんで効くのでしょうか、という質問を受けます。その時には、「眠れない場合にも、睡眠薬があるように、憂うつという状態に対して、選択的に、つまり、その問題症状にだけ的をしぼって、あるくすりを入れてみる、そうすると、少し気が晴れてくる、ということもあるかもしれない。そう考えなさい」と答えています。悪い例ですが、かの悪玉、「ヒロポン」、すなわち、覚醒剤のことですが、これは一時的に、人の脳を興奮させ、活発的にさせます。しかし、あまりにも問題となる作用が多すぎて、薬として使用することはできません。この覚醒剤については、もっと詳しくあとで触れなければならないでしょう。このように、くすりは、確かに人の脳の状態を変化させ、活発にさせたり、鈍らせたり（睡眠につながるように）します。それはまちがいないことです。

脳に作用するくすりのなかで、いわば、「心の病に効くくすり」としてまとめられる種類には、つぎのようなものがあります。
一、精神病など、重度の障害に用いられるもの（抗精神病薬、メジャーとも言う）
二、不安神経症や、その他、軽度の精神不安状態に対して用いられるもの（抗不安薬、マイナーと呼ばれる）。一部は睡眠剤としても使用される
三、うつ病、うつ状態に対して用いられるもの（抗うつ薬）
四、精神の刺激を促すために用いられるもの
五、躁状態に用いられる抗躁薬
六、睡眠薬、睡眠導入を主眼とするもの
七、てんかんをもつ人達に使用される抗てんかん薬
以上ですが、これを表にしてまとめると、次のようになります。

- 向精神薬
  - 精神治療薬
    - 睡眠薬
    - 抗不安薬（マイナー）
    - 抗うつ薬
    - 抗精神病薬（メジャー）
    - その他
  - 催幻覚薬

注：人間の「心」（精神作用）に影響を与えることを主な作用とする薬を「向精神薬」としてまとめられる

さて、以上のような各種の薬剤のうち、いくつかはかなり専門的なものに属するわけです。また、専門的であっても、社会的に問題になっている覚醒剤などについては、是非とも触れなければと思っています。

先ず、一般的に、「安定剤」といわれているくすりはどれでしょうか。恐らく、巷間では、筆者などが、マイナーと称しているもののことと思われます。精神安定剤という言葉は、専門家は今、あまり用いなくなっていると思います。

抗不安薬とは、神経症や通常の情緒不安定、軽度のうつ状態に用いられる温和なくすりです。ただし、用いられ方によっては問題が出てきます。結論的には、治療方針によって、医師の処方通りに服用すれば良いわけです。しかし、いろいろの疑問を持ち続けながら、服用することにやや躊躇する人達が多いのではないでしょうか。

「癖にならないでしょうか」、「長くのむと止められなくなるのでは」、「どんな副作用があるのですか」、などなど、せっかく医師を訪れ、処方して貰いながら、このような疑問を持ち続けている人達は大勢います。具体的にお答えしながら先ずこのマイナーの特徴に触れてみたいと思います。

〝心の病に効くくすり〟(二)

さて次に、くすりの問題について具体的に考えてみましょう。くすりについては、色々疑問をお持ちの方が多いと思います。今回は、私の方から質問をしながら話をすすめるのもひとつの方法かと思います。

〈あなたは、医者から貰っているくすりについて、どの程度の知識をおもちですか〉

臨床場面でよく気のつくことのひとつに、患者さんの多くが、意外に、自分の服用しているくすりについての知識が無いということです。これは困ったことです。すべて医者委せではいけません。

このくすりはどういう名前で、何のために用いられるのか、常用量はこの程度でと、ごく基礎的なことだけでもよく知っておく必要があります。そして、もし副作用があるとすれば、どんな反応として出てくるのかも承知している方がよろしい。よくよく医師に説明を求めて下さい。医師の方も、難しい場面もあるわけですが、そのように努めなければなりません。

ただ、自分はくすりをのむ必要はないと考えている人で、家族からみれば、はっきり病気だから服用する方がいいのにと思うような場合もあります。つまり、自分の病気についての自覚がないというケースも実際にはあります。そのような時には、家族の誰かは今まで述べたくすりの知識を持つ必要があります。また子供の場合にもあてはまるでしょう。癌に罹患したような場合にも、告知という観点で、患者さんが、くすりの内容を知らないケースもあるでしょう。

そういう例外を十分考慮した上で、自分が服用するくすりについては、少なくとも最低限の知識を持つのが、新しい、そして良い医師、患者関係であるということを繰り返し申しておきます。

〈医師に投薬された時、あなたは処方箋通りに服用していますか〉

あなたは即座に答を用意できますか。つまり医師の処方箋通りに服用するのは当然なことでしょうと。ところが、現在の治療場面において、この当然なことが意外に行われていないのです。患者さんが医師の指示通りに治療に従うことをコンプライアンスと言います。まあ、難しい英単語ですから、憶えていなくてもいいと思います。このコンプライアンスは、実は守られていないことの方が多いように私は思っています。

一般に、くすりであるとともに、栄養に富んだ植物の類ではなく、ニガイ、いやなものという心理状態が背景にあることは御承知の通りです。くすりをのまされる時のあの子供の表情を思い起こして下さい。確かに、毒物とは言わないまでも、はじめから仕方なく、いやいやのむというのが、くすりに対する心理です。どんなに、自分のためになっても、もともとくすりはどうもというか、良薬は口に苦しです。くすりをのむということは、従って、どうしても今、のまなければならないという、優先する状態がなければなりません。いい加減なものやちょっと我慢すれば、なにもくすりまでのまなくてもと、そこに、拒否の心理も生まれるわけです。

以上のような背景から、医師が投与したくすりが、必ずしも処方通りにのまれていないということをこの際強調しておきます。このことは、勿論医師を含めて知っておかなければなりません。

特に、「心の病に効くくすり」の場合に実はよく見られるのです。

おまけにと言ってはおかしいのですが、医師の方に責任がある場合があります。なんと、「あまりのみすぎないように」と言って、毎日のむような処方をしている医師があるわけです。医師の方にも自信がないらしく、「のみすぎると悪いよ」という気持ちが働いているのですから、おかしなと言ったのです。あまりのみ過ぎてはこまるのであれば、頓服といって、何回かを出せばいいわけです。もし、毎日のむように処方したのならば、治療方針を明確に示し、自信を持って、患者さんを指導しなければなりません。

それでは、患者さんの方はどうなのでしょうか。

〈精神的に作用するくすりは、特に癖になるとか、やめられなくなるとかいいますが〉

くすりがやめられなくなることを「依存」といいます。確かに薬物依存症は、日頃臨床場面でよく遭遇します。有名なモルヒネ中毒などはそうですし、酒害も依存に違いありません。

結論的には、普通の外来治療で、医師の処方箋通りに服用していれば、先ず心配はいりません。ただ、背後に性格的な問題があったり、色々の生活上の付加的イベントが重なったりして、つい深みに入り込むということは有りうるでしょう。しかし、先ずくすりそのものについて、普通に服用していてどんなことがおこるかをみましょう。つまり、依存の兆候といったものを具体的に述べてみます。

くすりをのむと、頭が軽くなって、回転がよくなるような感じがしますか、とお尋ねしてみます。しかし、ある不安や緊張に対してくすりを服用し、その症状がとれれば、精神的に楽になりますから、その薬効の内容をよく医師に説明して下さい。依存の兆しと、くすりの良い方向への効果とは区別されるはずです。次にくすりをのむと、軽い酔いのような感じを憶え、ワクワクした気分で、口数が多くなったり、からだが軽くなったり、つまりやや発揚ともいえるような状態になるかどうかです。

そして、今まで嫌いであった人や、とても気にしていたことが、まったくなんともなくなったというのも問題になります。そのあたりも、症状の軽快とは、ニュアンスを異にするものですから要注意です。気が大きくなるというのも問題でしょう。

さて、もっと明らかな表れは、〝くすりが切れた〟とかいうように、一定の時間をおいて、次のくすりが待ち遠しい状態です。同時にいらいらしていたり、なんとなく手持ち無沙汰で、淋しいというのも、きわめて問題になります。

ともかく、いつとはなしに、そのくすりが好きになっていて、ずっとそのくすりを続けてのみたいと思うようになっている。そしてまた、今まで服用していた量では効き目が乏しくなり、ついつい、手持ちの明日、明後日のくすりを、先に服用するようになった。そういうことになれば、依存と言ってよろしいと思われます。

現在医師の処方している向精神薬には、モルヒネのもつような身体依存は明らかには存在しないといわれます。しかし、個人差も大きく、全く問題は無いとも言えません。従って、くすりがきれる頃、吐き気がしたり、手先がふるえてくる。再度くすりをのむと治るような悪循環があると大変です。アルコール依存によくみられることは御存知の通りです。同じことが、くすりについてみられる時、身体依存ありというわけです。

一昔前、精神安定剤のうち、市販されていて、誰でも手にいれることのできたメプロバメートという種類のくすりがありました。アトラキシンとかいう名前を記憶している人もいると思います。このくすりを常用していると、先に述べたように、くすりが切れると、発汗したり、胃腸の症状がでたり、果ては、けいれんや、もうろう状態などをよく引き起こしたものです。やがて市販が禁止され、くすり自体も消えていきました。前号までに述べましたが、現在それに変わっているのがベンゾジアゼピン類です。これは医師の指示通りきちんと服用していれば、大きな間違いはありません。ただ、個人個人の生活は異なりますし、色々の社会生活があり、くすりプラスアルファが問題になるわけです。

西日本放送新聞（一九八五―八七）

精神医学がわかる話——産業医講習会

はじめに

今日の題材は、あくまでドクターのための情報提供であり、働く人へのそのものではなく、働く人の精神保健にあずかる地域ドクターのために設定された専門知識の勉強会です。したがって、演者自身や御集りのドクター達の精神保健そのものではないことを、当然なこととは思いますが、はじめに申し上げておきたい。

外傷後の抑うつの例示から

ごく軽度の頭部外傷、閉鎖性で意識障害の程度も軽く、脳しんとう程度の障害と診断され短期間病院にあり、他覚的所見はないが、外傷による抑うつ反応が問題になることがあります。加害者の方は、あの程度の外傷で、精神症状は関係ないと主張する。しかし、被害者の方はこれまでなんら変りなく過ごしてきたのに、あきらかに事故に逢ってから抑うつに陥っていると、家族も主張する。一方、加害者は身体損傷のみを見ていて、脳しんとう程度のもので、脳挫傷とは診断されていないし、頭痛、めまいなどは事故とは無関係であると主張する。つまり、賠償をあてにした誇張であると。ここで今回問題にしたいのは、出てきた症状は、たしかに神経学的な欠損症状ではなく、精神症状であることは認めざるを得ないが、事故処理の経過のなかで生じてきた賠償請求ではなく、人柄に無関係に起こってくること、共通するうつ反応は詐病や誇張ではなく、心身相関の表現であると思われることです。未だこれを説得性のある理論構成にいたらせるまでには至っていませんが、外傷後に生起する抑うつ反応として、後遺障害の一つであろうと思っていることを申し上げたい。

復職か、加療の継続かの判断と診断書

ある公社の健康相談に従事していますが、病状の把握、復職許可、加療の継続をめぐって判断に苦しまれることはまま遭遇されるかと思います。ことが精神症状となると踏ん切りがつかない、医者と患者と仕事とのバランスがぎくしゃくしていて、どこかで線を引く必要に迫られます。積極的に復職可能と判断しても、意外に不安な表情に対面せざるを得ないこともあります。十分な病感がなく駄目だろうと思っても会社に出たがる人もあります。一方会社の介入もどちらに向かおうとしているのか定かでないなど、御承知でしょう。

一例をあげてみます。四〇歳、既婚。幼児が二人ある。従来、体調不良や風邪をよくひき年休を消化。ぎりぎりのところで病気休暇の診断書が出ているというケース。「冷房で風邪

をひいた。咳もあり、しんどい。胃がさしこみ、トイレがちかい」と。訴えと経過、性格傾向から神経症のようです。これまで、仕事に対しては真面目でした。あまり感情を表にだすタイプではありません。表面上意外に淡々としている。子供との関係はよく、おとうさん、おとうさんとよくなついている。子供はおとうさんは好きだという。健康管理センターでは、これまで内科を受診しては投薬を受けていた。緊張性頭痛、全身倦怠、下痢、無気力などの記載がある。よくなると、またがんばろうとし、やりがいも出てきたと言い職場復帰する。そうこうする内、再度悪くなってしまう。精神科でないと対応困難として当方に回ってきます。面接を繰り返し行いました。悪くなると、表情も消え入るばかり。朝が悪い。夕方少し良く、子供の相手ができる。しかし、よしやるぞという気分には遠い。朝食はどうも摂れていない。布団にはいっている。夢ばかり見る。以上の情報から、うつ圏内、しかもやや典型的なうつ病症状に近いと判断された。つまり、症状の日内変動、早朝覚醒、食欲不振、意欲欠如、苦悶などを見ました。うつ状態と診断し診断書を提出。経過のまとめで、当初、神経症で発症し、のちにかなり典型的なうつ病に発展したものであるとしました。特に付け加えると、不安神経症を経過し、後にうつ病となるケースの報告があります。本例のようなケースは、会社員の休職や、復職をめぐってよく経験されるでしょう。予後はむずかしいが、半分くらいの症例は、二、三ヵ月の病期を繰り返したり、のちに再度神経症状態として長引いてくる症例も多い。内科を受診中の症例にはずいぶんこの種の症例が多いと思います。

人格における遺伝と環境の相互作用

精神保健、そして神経症、うつ状態、心身症など、本日のテーマ上問題になる状態の背景をなす人の性格、人のありかた、その様態を主な要素に分けて、それらの因ってきたるところをここで検討してみましょう。

まず、活動性ですが、これは遺伝的に備わったものであると考えられています。一方、意志のほうは、環境によって形成されていくと考えられます。前者の方ですが、活発だとか、物静かといったものは、代々継承されていく傾向があり、後者の粘り強いとか、飽きやすい性格は生後形成されていくと言われます。疾病自体を検討するとき有用な示唆になると思われます。

神経症の中核は〝不安〟である

神経症状態はきわめて卑近なところにあります。臨床にならない場合がほとんどでしょう。つまり、万民に認められるものであると言っても過言ではありません。その中核をなすのは不安という人間存在の原点でもあります。すべての表出は不安に根ざすと言っても過言ではありません。漠然とした不安は人間のもつ共通の心性です。

神経症、心身症としてまとまった状態にいたる発症を、不安を原点としてみますと、不安自体を自覚するのではなく、精神症状、心身症として表出されるものを自覚することになります。強迫観念、離人症状、抑うつ感情、恐怖心、心気傾向などが挙げられるでしょう。

神経症は多訴、心身症は寡黙

心身症という用語、事柄はどうもよくわからないと言われる。患者自身、自分が心身症だとは思わない。当のドクター自身もなにかあいまいな了解に留まっている。心身症は、ずばり、特別な病気ではないと言っておきたい。つまり、そこには、高血圧、喘息、下痢症状などがあるという前提があります。その背後に症状に影響を与える心理的な原因が底流していると言えばよろしいか。同一人の場合、症状自体は一定であるという特徴があります、呼吸器、消化器などその人に一貫した傾向があり、あれこれ移動しません。生活上の出来事、種々のストレス加重が引き金になり、本来尾を引いている胃腸障害が増悪するというのが心身症です。

この項の終わりに大切なさわり的なポイントを書いておきたい。心身症のひとは、概して無口、言葉が少ない。つまり、寡黙。おとなしく、大袈裟ではない。ドクターにとっては、いい患者さんです。先生に感謝を表明し、くすりも指示どおり服用される。不平などを口外されない。それだけに、先生の方は、その背後にある人間生活のイベントに気づかないという皮肉な結果となっています。

ストレスとその強度

アメリカでは、早くからストレスの強度について一般に公開し啓蒙活動に熱心です。これを見ると、一位―配偶者の死亡、二位―離婚、三位―別居となっています（表示年は不明）。以下、怪我、病気、結婚、解雇、退職などと続いています。この順位は時代経過によって変動するでしょう。つまり、ストレスの強さは時代の進行とともに変化し、場合によって昔強く、今弱いなどいわば変動します。家族制度の崩壊、離婚の増加、就職難など、きわめて身近にあればストレスは、また軽く受け止められることにもなります。

PTSD

ここで、簡単に最近巷間口にされるPTSD（post traumatic stress disorder）に触れておきます。決して新しい概念ではありません。特異なストレスとして問題になっています。人間は感情の動物であり、記憶機能の霊長類です。意識するにせよ、意識していない場合にも、受けたショックを引きずるのです。一度体得すると、いわば履歴となって蓄積され引きずっていくことになります。のち、些細な同種の、それがより弱い刺激であっても、あの時のあのショックが俄然よみがえり、症状再燃を引き起こしてきます。

ライフサイクル精神医学

身体疾患に好発年齢があるように、精神科においても、忘れてはいけないライフサイクル、つまり年代関連性疾患があります。学生が難しく稀な疾患をよく口にしますが、卑近な普通のものをまず思考するのが医学でしょう。若くして異常な状態はまず統合失調症を、中年になると、少々異常でもうつ病圏かもしれないと思うのが常識的な思考過程になるわけです。

暦年齢と並行して、いわば人生行路があり、若い成人と言ったり、中年、初老と表現される。職業サイクルとして、職業の選択、最大の勤労、退職と進行します。家族構成にもサイクルがあり、結婚、自立、養育の繰り返しのなかで、しばしば年齢特有の食い違いが生じてきます。経済サイクルもあり、依存を経て独立、収入の増加、維持へと経過します。このような多角的見地をしっかり持っていなければ、人の精神生活の理解もできないし、危機介入、相談、そして医療へという道程に入ることは困難です。精神医学において、どうか頭に入れておいてほしいことの一つです。

抑うつ症候群の理解

抑うつ状態のスペクトルは広く、うつ病の診断を名人芸のように披歴するのはどうかと思う昨今です。抑うつには、確かに、身近なちょっとした落ち込み、憂うつ症、悲嘆反応まで多彩です。臨床場面では、どの程度人の状態を把握できているのか、ほんとうに難しいことです。わずかな資料（情報）をもとに、どういうタイプのうつ病なのか診断することはきわめて困難です。経過によって表出は変化し、異質と思っていた局面に至ってくることも多く、虚偽の報告すら稀ではありません。うつ状態の分類にはいろいろのものが提唱されてきました。ここでは、考えの基礎となる事項に限って説明しておきます。

病型には、性格に根ざした反応、繰り返すタイプ、生活上の葛藤などの三つを一応頭において見ていただきたい。それぞれ、執着性格、循環性格、未熟性格が当てはまるでしょう。従って、病気の経過は、それぞれ、良好、反復、慢性化となります。

労災認定と精神障害―精神医学の立場から

「働く人の精神保健」講演の連携テーマについて、最後に標題について私見を述べたいと思います。労働省、労働基準局の作成されている業務による心理的負荷と精神障害についての判断基準が示されています。遅きに失するところもありますが、大々的に心理的要因を認定する方向性が示されており、ありがたい。

気がついたところから申します。まず、心理的負荷と精神障害の発生要因を、業務上、業務外、個体側と三者が複雑に関係し合うものであるとする見解を評価したい。しかし、最終的には、業務上の疾病に絞り込むのを目的にしている以上、対象として決められた精神障害の内、F２―統合失調症（ＩＣＤ-10分類）など、内因性とされている疾患に対して、その因を業務との関連で同定することは実際には困難だと思います。疾患分類上、ICD-10の、F0、1、2、3、4、あたりが対象となるような説明でしたが、それでいいでしょうか、要検討です。せいぜい、パンフに書かれている気分障害、ストレス関連あたりが俎上にあれば実際的でしょう。

実際の心理的な負荷についての細かな分類、程度などの記載があります。仕事の量、質、そして状況変化、対応などが検討されていて良いのですが、労務との関連において、強度とされる災害、事故あたりに限定されてくるのではないでしょうか。精神心理的負荷は、身体障害とは異なり、労務上、とりまく境界が不鮮明で、個人側の要因に客観化し難いものが多く、総合的な判断の際、実際的な評価が難しいのではないかと思います。

最後に、これもきわめて精神科的な課題ですが、刺激と個体の受ける反応は個々において相違します。刺激はきわめて強度でも反応に乏しいこともあり、刺激は軽微でも反応はきわめて大ということもあります。精神科がなお生物科学として進歩する要がここにも存在していると思う次第です。

香川労災保険指定医協会総会講演要旨（二〇〇〇）

親は子どもの親か、子どもは親の子どもか
――精神医学からの報告――（父親学級特別講演）

私は七七になり、喜寿という、〝おめでたい歳〟の精神科の医者です。今日はこの年寄りが見て感じてきた「親、子ども、家族」について、お話をさせていただきます。

私はこの歳にいたるまで、精神になんらかの障害のある人たちに接してきました。従って人生のほとんどを精神科、精神病院のなかで過ごしたことになります。しかし、仕事を終えて帰宅すると、ごく普通の家族と生活を共にしてきたことになります。これまで、勤めは異常な世界であり、朝から夕まで、別な世界に居たようなものでした。精神科は一般の社会とは明確に遮断された世界でした。しかし、戦後、日本の社会は物心両面にわたって著明な変革を成し遂げてきました。精神医学の領域も例外ではなく変化をきたしています。精神病院の格子に閉ざされた閉鎖病棟は開放され、国民の精神保健に対する認識も向上してきました。精神障害の程度は軽くなったと分析されています。異常と正常の境界が不鮮明となり、マダラ現象と言われています。しかし、精神障害のレッテルはなお隠然と底流してはいますが、一方、一見なんら普通と変わらない隣人が凶悪・非道で、異常としか言いようのない言動を

見せる時代になっています。つまり、近所隣も、乗り物のなかにも、身近に異常な世界が近接していることになります。この世相は当然自分の「家」の中に侵入することになります。こうした局面をお話したいと思います。

さて、本論にはいる前に、精神医学が教えている遺伝子と環境について簡単に触れておきます。親と子供の関係です。往時より親子に関する成語は数多く記述されてきました。大きく分けて、「親に似ぬ子なし」と、「親は親、子は子」という二律背反的な対比があります。

基本的には、生物学をまつまでもなく「似る」のは当然です。身体の特徴や、精神構造もよく似ていますが、遺伝学的には多因子型遺伝といわれ、明確なメンデルの法則のような表現型は認められていません。簡単に言えば、色々な要素があり、両親や代々の祖先の形質を取り込み、それぞれの特徴の心身を生んでくるといってよいと思います。つまり、遺伝と環境の両面からひとの精神構造は作られていくということです。

成人に向かう過程の中で、性格、あるいは人格が形成されてきます。ここでも遺伝と環境は密接です。どういうところが親に似て、どういうところが環境主因に作られていくのでしょうか。

精神医学は次のように教えています。まず、活動性という面においては、親から伝わるものが多く、意志とか粘り強さのような面では環境を主体に作られていくようです。その他、気分とか感情面については、遺伝と環境のからみあいによって形成されます。特に子育ての上で大切な意欲・意志の発動は、遺伝するというより、より環境に支配されますので、親のやり方次第ということになり、あきらめることのない努力目標になることを銘記すべきでしょう。

今回、みなさんのためにどういうお話がお役に立つか悩んでおりましたところ、偶然手にした書物が私に助け舟になりました。一九九二年に芥川賞を受賞された藤原知美氏の「家族をする家」という本です。題名の〝する〟というところに、「する」とカッコがつけられていて、この「する」に意味をもたせているのが目をひきました。作家は、現代の家族の現状に深い洞察をもち、現状に憂慮すべき傾向を感じています。そして、今進行している家族の関係になにか病的な要素のあることを感得しているようです。この本のなかに、K氏という精神科医が登場し作家に意見をします。作家が、「家」に時代の精神病理を感じていることがわかります。この本の中身を引用したかったのもこの精神科医の意見が狭まれているからです。さて、詳しくこの本の紹介することはできませんが、今日の主題に関係のある、時代の病理に関する部分に触れたいと思います。

戦後、日本は著しい進歩を遂げ、家庭環境も大きく変化しました。マイカー、カラーテレビの時代から、「郊外」の「家」に男の生きがいと甲斐性が求められ、マイホームという夢の実現に家族共々疾駆して来ました。ところが、この家族はそれぞれ深く考えることなく家族を作れるものと思い、お互いの関係のなかに人間性を維持できる努力を怠ってきたようだと言います。こじんまりとした二階建ての瀟洒《しょうしゃ》な住宅。二階には子ども部屋。階下のリビングには、料理もでき、ガーデニングにも知識の深い主人と、目下ダイエットと称し、せっかくの主人の作ったものを食べない婦人。外出の時間も趣味も異なるふたり。そして、なにか子どもの姿が見えない。こもっているらしい。なんと不登校になって久しく、これを相談するために精神科医を呼んだことがわかります。ほとんど家族同士の会話が途絶えている。

別の場面の逸話がはさまれる。小さな子どもの手を引いた母親が、つい転んだ娘を抱き起こすこともなく、言葉きたなくなじって行こうとする。そばからの援助も無碍に断り、そのまま立ち去ろうとする。

また、台所に立つ若妻が、後ろ向きで、その主人に、「どうしてそんなに傷つくようなことを言うのよ」と叫ぶ。そっとその場を立ち去る主人。言葉のキャッチボールは途絶えていると作家は嘆く。今や、パソコン、薄型デジタルテレビ、携帯電話が、ますます家族の絆を切断する。

先に述べた不登校の子どもは、やや経過して父親との会話が可能になったのだが、なんと、二階の子ども部屋と階下の父親との携帯電話だったと言うのである。このようなまったく普通の家族のなかに、実は恐ろしい断裂が忍び込む。まったく人事ではありません。

この本の末尾には、少年事件ノートとして、迂回する親殺しのエネルギーが列挙されています。金属バット両親殺害事件（一九八〇年）、中学生による両親、祖母殺害事件（一九八八年）、神戸連続児童殺害事件（一九九七年）など、身近に恐るべき、異常な世界が実際に起こっているのです。冷静に居直って振り返れば、人類の歴史は古くから〝親殺し〟の実話から神話にいたるまで、多くの史実が残されてきました。そういう潜在的な情性欠如は生物の根源的な負の遺産なのでしょうか。そうであれば、安住を安易に思考するのでなく、自らの意志による「家」を作り上げていかなければなりません。

「家」、そして家族であることは、けっしてひとりでに出来上がるものではなく、作家が強調しているように、「築き」上げていくものであることを、私も強調したいと思います。

高松幼稚園新聞（二〇〇八）

てんかんに関する章

一　迷える羊―てんかん治療の行方に思うこと―

てんかん治療の専門センターを設立したいと思い、色々の人たちと話してみると、人と金のことになってしまい、どうもうまく進まない。実は金などは要らないのですと答えると怪訝な顔をされてしまう。人は今いる人たちで充分、勉強はしてもらわないと困ると付け足して説明する。てんかん治療はいわば社会復帰への手助けということだから、特別な訓練を受けた作業療法士やケースワーカーが余分に必要というわけでもない。もちろん、てんかんという病気のことを勉強し、深い理解が必要であることは、事の前提として不可欠ではあるが。

一九六八年四月三〇日、真っ青に晴れ上がり、なを氷点下のアメリカはウイスコンシン州立大学神経科テンカンセンターに辿り着き、門柱に Neurological & Rehabilitation Hospital の案内図の前に立った。その時には、私は reha の文字をあまり意識せず、またよく理解していなかったように思う。あれからはたしてどれだけこのリハに尽くしてきたかと自問する。大きなため息、内心忸怩の念や説である。

てんかん治療が発作だけを対象とするものではないことは、ここに今繰り返していうまでもない。しかし、日本のてんかん治療の現況はまず専門家と自称する医師のレベルにおいて、全く何もなされていないと言っても過言ではない。一方行き過ぎもこの際明確に指摘しておかなければならないが、精神科医は発作以外の精神症状にこだわり、神経科専門医を掲げる人たちはてんかんを診ない。てんかんを発作性疾患の中に埋没させ、なんとかして避けて通りたい風である。小児神経科のごくわずかな人たちが、やはり言葉で言えば、包括的に対処しているが。

私ごとで恐縮であるが、てんかんの論文の若干を掲げて神経科認定医に応募したが落第した。翌年脳波のほうを提出して合格した。いまだに釈然としない。日本では、てんかんに多少のオリエンテーションがあっても、正統的神経科医ではないらしい。このような背景を踏まえてみると、患者諸氏が神経科（この場合、精神神経科に含まれる神経科ということではなく）にかかることは、今のところ出来ないということになる。さすれば旧態どおりに終始せざるを得ないのか。しかし、いまの精神科にはてんかん学を教えるオーベン（上司）に事欠く状態である。専門家はいるが、ひとを診ているわけではない。大学精神科ではもはやてんかんは末事である。てんかんをもつ人たちが精神障害の福祉の対象者のままでということになる。

「迷える羊」は小さき者であり、助けや救いを必要としている人々の喩である(新約聖書マタイ、一八章)。百頭のうちのわずか一頭の迷える羊でも助けた喜びは大きいということであろう。しかし、今、九九頭の大多数さえ、野原に放置されようとしているのではなかろうか。

虚心平易に申せば、「神経科」にその席を求め、専門外来としてひとつのユニットを構成する。OTの参加、臨床心理、社会心理に明るい人たちに加担してもらう。薬物動態に通暁している薬剤師は不可欠であり、服薬指導をお願いする。かっての主役精神科にはリエゾン(1)として精神心理経過に連携を求めていく。てんかんの経過によっては、なお障害者福祉に頼ることもままあろう。

以上を踏まえたうえで、最後の難題が残っている。てんかんにまつわるスチグマstigma(2)の打破払拭である。得体の知れない大きなこの塊がたちはだかっている。現実対応としては、啓蒙活動の日々に努めるということになろうか。

てんかん治療研究振興財団時報(一九九九)

(1) リエゾン：他科との連携。コンサルテイション・リエゾン精神医学と言われる。包括医療の一環を指す。他科との相談・連絡の意

(2) スチグマ：人口に膾炙している偏見を意味するが、本来は顔の痣(あざ)などを表す言葉

二　包括的ケアの視点―「生活の質」の向上を軸に―

包括医療の必要性が問われている。言ってみれば、治療を横断的―縦断的に総合して捉えることである。発作の抑制は横断的で、長期にわたって力動的に対応するのが縦断的。後者における医師―患者関係を、私は〝治療下〟認識として強調してきた。薬物投与による心身への影響、社会心理学的側面などが患者の生活を左右し、生活の質を左右する。

てんかんは非常に特異的な脳病であり、医学を超えた領域にわたって問題を持っている。

◈多彩な臨床表現

てんかんの成因はなお明らかではない。臨床発作には種々のものがある。子供の一過性ともいえる良性型で人生の短いトンネル通過に過ぎないものもあれば、ほとんど終生、側頭葉発作に悩む人もいる。乳幼児期の脳症に起因するもの、老年期の脳障害による晩発性のてんかんもある。

〝治療下〟認識

一、疾患の有する歴史的背景：偏見と誤解の重荷

二、二五％の予後不良群の存在

三、発作型の薬物による変化

四、長期服用に対するストレス
五、多彩な副作用
六、精神症状の併発
七、社会生活に及ぼす影響――子供の発達、知能、行動、生活自体への影響

◆発作なき時間の意味

発作の抑制後にくるものは？　〝先生、くすりはどれくらい長くのむのですか？〟という質問にどう答えるのか、難しい設問である。発作には、それを持つ人のその個人に特有の病歴があるように思われる。医師の予測は、発作型や症候群から下される。例えば、大発作型でも、人生においてわずか数回であったという人もあれば、濃厚な治療歴にもかかわらず、さらに難治性の発作型を併発し一生苦しむ人もある。発作と次の発作との間隔は自然史を含み予測困難である。服薬のために抑制されているのか、その人の病気に対する回復力なのか、人は二つの道をやり直して試すことはできない。十歳代に三回発作があったが、その後、服薬もしなかった。四〇～五〇年放置し、健康であった。ところが、七〇歳になって、同じような発作が再度認められたという人もある。

てんかんは治るのでしょうか、一生服薬するのですかという質問には、以上のようなやや曖昧な例証に留めさせていただきたい。

◆診断の告知

てんかんの告知は、悪性腫瘍などと異なる側面をもっている。てんかんが古く狂気を意味してきたので偏見に包まれているのが実情である。さらに、〝血を引く〟病ととられているから子供の病気の受け止めには、色々の曲折がみられる。告知を行うとつぎのような反応が見られる。

・一般的には、認知から内的な動揺を経て「あきらめ」のような受け止めとなる。
・中途半端のまま、「てんかん」という言葉がなく経過する。
・病名を知らないまま経過する。
・貧血、頭部外傷後遺症だと思っている。
・親のみが知っている。
・家族全体が、病気を理解しない、受け止めていない。
・家系にてんかんがないからてんかんにはならないと思っている。

◆発作型・病態の変化

治療を始めると、本来のその個人の発作型が変化するというか、本人の報告が変化してくることがある。発作が頓挫し、半意識が維持されたり、自力の抑制が見られることもある。

治療経過に心因性の荷重があり、従来〝ヒステリー〟化が言われてきているが、その背景に薬剤の予想外の血清濃度上昇があり、器質性精神症状というほうがよい病態がある。

◈コンプライアンスのこと

てんかんを持つ人は、服薬を怠ることはないかどうかという主題がある。ほかの疾患と同じく、かなりの不規則服用がみられる。筆者の資料では、約四〇％の人たちが時折忘れると答えている。病気の経過が良いと忘れることが多くなる。病気の経過によらず、薬物動態の如何によって、発作生起に違いがある。病気の再発よりも、薬ののみ忘れで発作が起こることのほうが多い。投薬間隔と通院間隔に食い違いがみられ、コンプライアンスの疑われる事例はきわめて多いということを指摘しておきたい。

◈多剤併用の現状

難治症例の場合、一剤の量的配慮よりも二剤、三剤と重ねるほうが発作の抑制にとって効果的であるというエビデンスはないと言っておきたい。発作型が二つあるという場合に、二剤を投与するという論拠はある。結論はさておいて、多剤併用に陥る治療動態を整理しておきたい。

一、疾患自体に難治例が多く、無効剤を残したまま、次の薬剤を加える。

二、新薬が登場するたびに、それまでの配剤を残したまま付け加える。
三、ひとつの薬剤の効力に限界がある。
四、主治医が交代すると、その時点で、付け足し・変更が行われる。
五、多剤併用は、市場の時流であり、てんかん治療に特異的ではない。
この項の最後に、多剤併用のもたらす問題点を提出しておきたい。
慢性毒性の増強、薬剤間相互作用、個々の薬剤評価が困難、発作の増強。

◈てんかんの経過における種々の臨床表出
・てんかんと青春期葛藤——疾病告知をめぐる葛藤
・急性精神病挿間（心因性、器質性）、統合失調症様症状の発現
・性格障害（薬剤性、脳器質性性格障害）
・認知症状

◈薬剤選択は、「生活の質」の向上を念頭に次のようにまとめられる。
薬剤は今、
効果あり、されど、使い難し　effective but not useful
効果やや落ちるも、使い易し　not so effective but useful

がモットー。

長期連用の治療上、念頭に置いて欲しいフレーズ。

モダンメディシン(一九八七)

三　てんかんの包括的治療――補遺

てんかんの発作以外の問題について補足しておきたい。てんかんは実に奇妙な病気で、小児の場合は発作そのものを目撃することもままあることだが、成人てんかんの場合、臨床場面においてこれを目撃することはほとんどない。つまり、症状自体を見ないという特殊な疾患である。往時、大学外来で、複雑部分発作を目の前で起こされるのをよく見ていた。こうした難治性の人たちの多い外来ではよく遭遇してきた。てんかん診療をして何年間、ビデオなどで勉強したことはあっても、自分の観察で発作型を同定したことのない医師は少なくないと思われる。てんかんを持つ人で、発作自体はほんの数分であとの時間は通常の生活にあるので、発作以外の時間について医師は十分な配慮が必要になる。

人生で数度の発作のみを若いときに持っただけで、あとは何事もなく経過し、服薬も何時とはなしにしなくなったという人も少なくない。ところが、後になって、七〇歳代に達したころ往時の発作が再発してきたという事例もよく経験される。こういう事例を見ると、「てんかんは治るのですか、薬はやめられますか」という質問を思い起こさせる。発作が生じてこない期間の長さによって重症度を考えるので、発作が数年もなければ治ってきたと思い、服薬がルーズになる人もある。治っていると思った発作が、服薬をしなかったために、つまり、withdrawal seizure を引き起こしたのか、本来のものが再発したのか判然としないという事例はまま見られる。次の発作の発現を心配していては生活自体に影響する。医師—患者関係の密接な接触が必要になる。

最近、〝てんかんの精神科離れ〟という現象が見られる。精神科の医師がてんかんを診なくなったことを言っている。精神科教授でてんかんを専門としている方は、随分減少してきて今や絶滅種などという言い方もある。詳述する余裕がないが、往時は神経精神科という分野においててんかんは見られてきた。この部門において、てんかんは診ていないという医師もいた。てんかんが偏見、憑きもの、てんかん性格などと言われ敬遠されてきた。てんかんは精神病そのものであった。

精神科と神経科が、アメリカで分離し、てんかんは神経病であり、身障者と同様の法的な処遇をうけるようになってきた。日本においても、本来のとか、よくわからない言い草で、精神科臨床においててんかんは阻害されるようになった。これは、考えようによってはてんかんを持つ人にとって悪くない話である。自分は精神科の患者ではないという思いは、一方で受け入れなければならない。

それと、最近治療法がよくなり薬剤の毒性が減少したのも一因か、〝てんかん性性格〟という臨床症状をもつ人が明らかに減少している。また、患者さんが直ちに医療を受けられる社会環境が整えられ、発作が放置されることが少なくなったために、精神病的な状態に追い込まれる事が少なくなっている。こうした背景も精神科離れの実情と思われる。

もう一つの理由を付け加えておきたい。精神科の若い医師が脳波を読めないという現実がある。卒後研修などのカリキュラムに問題があるのかもしれない。脳波がわからないと、てんかんはやれないだろう。


脳波と精神症状は、筆者のライフワークなので、少しここで問題を提出しておきたい。発作波に棘波（スパイク）と言われる異常波があるが、通常対応するのはけいれん発作である。しかし、スパイクが出現していても臨床表出はサイレントの場合も勿論ある。もし側頭葉内部に発作には至らないが、かなりの頻度と強さで発作波が生起しているとする。Sub-clinical manifestation と言えばよろしいか。こういう状態で推移すると、日常のその人の言動は異なってくるかもしれない。これが、性格の表現型かもしれない。この問題は宿題として保留したい。

包括治療の中心は、抗てんかん薬に関連してくる。前節と重複しない側面で、合理性という言葉を問題にする。合理的薬物療法は、我々が最初に提唱してきたと思う。サジ加減という言葉がある。医師が臨床体験から薬の用量を微妙に加減する時に使われて来た。近年、薬物の生体内動態が明らかになってきて、薬剤の科学的な動向の推移が研究されてきた。詳細はここには述べないが一例だけ示しておきたい。バルビツール酸誘導体にプリミドンという抗てんかん剤がある。この物質は体内でフェノバルビタールに変化する。また、PEMAという代謝産物も知られていて、これにも抗痙攣作用が知られている。従がって、プリミドンとの併用は非合理的な配剤と言える。

薬剤の体内での濃度推移も詳細が明らかになり、睡眠剤などにも合理的な使い分けが行われているのはご承知のとおりである。

現在、薬剤の使用上、各発作型に対してまずなにを選択するかという命題がある。第一選択とか第二選択の問題である。かいつまんで言うと、この薬剤は、効果は優れているが副作用の点では、使用が困難とか、効果的には問題があるが、使用しやすいといったことである。Effective & useful と表現される。Not so effective, but useful とか、effective, but not so useful などと言われる（前節「包括的ケアの視点」を参照）。副作用は患者の生活の質にとって重要な問題を提起する。具体的には、アレビアチンという薬剤をご存知であろう。効果という点ではもっとも優れたものを持っている。しかし、副作用という点では、まるで内科書の疾患目次を見せられているような副作用が見られる。美容上女性にとって不愉快な体毛の濃くなること、歯肉の増殖などは往時からよく知られてきた。

てんかんの包括的視点、補遺として、若干の知見をお話してきた。その他、まだ言い足りないものもあるが重複するものもあり、この辺で終わりたいと思う。

福岡・久留米てんかん研究会抄録（一九九一）

高齢化社会と医学——精神科領域より
～良性のボケを中心に～

はじめに

多少いい難い言葉ですが、〝ぼけ〟についてお話をします（現今すでに「認知症」が一般的です。外国では、依然として dementia が使われています）。侮蔑的な用語だから問題がありります。しかし、一般に問題をわかりやすくするために慣用的な用語のボケを時折はさみますのでご容赦ください。ボケは、端的に申しますと健忘・物忘れのことです。

結論ですが、急速に、あるいは徐々に、また何らかの原因、例えば、脳の血管障害などを含めて、誰にもボケないという保証はありません。

病的な認知症と生理的な物忘れの区別

〝どうもマーよく忘れるわー、ボケたんかいのー〟（讃岐弁）。よく聞く文言です。自分でそういうことを口にされる人にはボケはありません。本当に認知症に陥っている人はこの講座などにはお出でになりません。良性のものは、単なる物忘れです。若いときにも見られますし、年取れば増加します。ここから先にはふつう進まないと思ってください。

物忘れは大体四五歳ころから始まります。老眼の見られ始める年です。タレントの名前が即座に出てこなくなります。夫婦で〝あれあれ〟と言い合う光景をご存知でしょう。本当に問題の物忘れは、むしろ本人からはそのことを聞かず、当人は非常に幸せそうに見えたり、呑気そうで、肝心の物忘れを気にすることはありません。

認知症状をきたす病気

アルツハイマーという名前をご存知でしょう。ドイツの医師アルツハイマー先生が、初老期の一例について、死後脳を神経病理学的に特徴づけ、特有の変化を見つけました。この変性が、高齢の老人に見られる場合、老年期アルツハイマー病としてよく知られるようになりました。しかし、臨床的な特徴からそう診断されるだけで、神経変性を生前認めるわけではありません。大きく分けると、主として、このアルツハイマー型と脳血管障害による認知症がみられます。アルツハイマー型のほうは、簡単に言ってしまえば、身体症状がなく、認知障害のみがあると言えるでしょう。歩行も自由で、身体に麻痺もありません。初期の症状は、物忘れと同時に、日付が怪しくなると言われています。次第に進行します。完治することはありません。この病気の経過中、よく知られている検査に長谷川式簡易知的機能評価スケールがあります。現在は内容を変更され改訂版としてＨＤＳ-Ｒと表記され使用されています。

ここでは、紙面の関係で省略します。

一方の脳血管認知症には、それなりの特徴があります。身体の片側麻痺、臨床経過において段階的な悪化をたどること、脳に部分的な残存機能があるためか、マダラ認知症と言われるように、正常というか思わぬ機能が残っていることがあります（別の章に詳述していますから参照してください）。

認知症と診断される前に、良性とか、生理的な範囲の能力低下が見分けられる必要があります。思考の内容をよく検討されなければなりません。物を探す場合でも、普通置き忘れはよくみられるもので問題はありません。もっとも大切なものの保管場所などは記憶されているべきです。通帳・印鑑などの置き場所がわからないというのは問題です。食事の後、まだいただいていないと言ったり、もの盗られなどの被害念慮などは症状である場合が多くなります。

老年期に認知症状と同時に多くみられるのは〝うつ〟症状です。うつ状態では、本来認知症はない人でも、自分の中で落ち込んでいるので、言葉が少なくなり、長谷川式テストも低い点数になることがありますので注意してください。うつ状態では、反応が鈍く就床していたり、また逆にいらいらし、強迫神経症的な状態もまま見られます。このような状態が長引きますと、二次的に認知症に陥ることになります。治療が異なりますから初期に専門医の診察が必要です。うつ病は治る病気であることを認識する必要があります。その他、甲状腺機能低下、粘液水腫と言われるような身体疾患の場合にもうつ症状、認知症状が見られることを記憶しておいてください。外傷・骨折などの際の廃用性機能低下にも注意しましょう。

認知症の予防は、特に血管性認知症の場合に必要になります。動脈硬化に至るような食生活、生活習慣の改善などによって充分予防が可能です。気づきが遅いのが致命傷になります。

まとめをしましょう。結論的には、良性の認知症状は四五歳には始まりますから、そういうものだと認識すること。生理的範囲の物忘れは誰にもあります。血管性認知症は予防可能な疾患であると認識する。老年期の仮性認知症、うつ状態を見分けること。身体老化に伴う生理的範囲の老衰を特別視しないこと。最後まで、人間として価値ある生を閉じるように、家族全体で受け止めていくことなどではないかと思われます。

長寿社会のためのやさしい医学講座（香川経済研究所、一九九二）

（付）一九九五年、ピーターセン（Petersen, R.C.）は軽度認知機能障害（mild cognitive impairment）ＭＣＩを提唱しています。これは、物忘れの訴えがあり、加齢に伴う記憶障害の範囲を超えていて、確かに記憶障害と言えるが、全般的な認知機能は正常で、従って、日常生活動作は保たれていることから「認知症」とは呼べないものを指しています

認知症老人の心理と行動――講演レジュメ

一　老人の精神保健

認知症は身体の疾患です。環境の変化を契機として起こりやすい。健康の保持、社会環境の整備、経済上の保証のもとに、生きがい、社会・家庭での役割を持つことが必要です。

二　精神老化を促進する因子

①脳の老化
②全般的な身体機能の低下：感覚器官の機能、記憶・記銘力の低下
③社会的・心理的要因：身体・精神の健康、家族・社会とのつながり、経済的自立、生きる目的などの喪失

三　老年期精神障害の特徴

多様性、多因性、不明確などの原因、身体疾患の合併、心身の相関、環境因子、症状の変動、薬物療法の特殊性

四　認知症の重症度

軽度　　興味の減退、計算障害、物忘れ、考えの混乱、注意力減退

中等度　最近の記憶減退、時・場所などの失見当識、知的能力の減退

高度　　高度の失見当識、日常生活の支障、年齢、生年月日の健忘、無為、好褥、失禁

五　人格の老人化

自己中心的、猜疑的、でしゃばり、保守的、心気的、ぐち、感動・高等感情の鈍麻

六　病像の改善

脳循環の改善・脳代謝の活性化・脳機能の改善

問題症状の管理

興奮・不眠・徘徊・失禁・摂食障害等への治療方針

認知症悪化の抑制

残存心身機能の維持、習慣的動作の反復（身辺処理・会話）

合併症の防止と環境への配慮・調整

七　老年期薬物療法の特殊性

個人差が大きい、薬物反応に変動性、吸収力の低下、排泄機能低下、調節の失敗

八　物語再生テスト（高山氏による）の実施

「一昨日／朝／八時から／熱海の／（海岸で）／海開きがありました。／小雨の降る／寒い日でしたが／七〇人ほど／集まりました。／水着姿の／女の人が／安全を祈願して／海に／塩をまきました。」

健常者高齢群・認知症疑い群に対する施行直後・遅延後想起に有意の差あり（統計処理・図表表示省略）

九　ハチンスキーのスコアによる（ischemic score）

脳血管性認知症とアルツハイマー型の相違

以下の項目の点数による鑑別

急速に起こる	二点	段階的悪化	一点	動揺性の経過	二点
夜間せん妄	一点	人格保持	一点	抑うつ	一点

身体的訴え　一点　感情失禁　一点　高血圧の既往　一点
脳卒中の既往　一点　動脈硬化合併　二点　局所神経症状　一点
局所神経学的兆候　二点

脳血管性認知症の場合‥　七点以上
アルツハイマー型認知症の場合‥　四点以下

一〇　家族が認知症と気づいた変化の発生順序

同じことを何回も言ったり聞いたりする	四五・〇％
物の名前が出てこなくなった	三四・三％
置き忘れやしまい忘れがめだった	二八・六％
時間や場所の感覚が不確かになった	二二・九％
病院からもらった薬の管理ができない	一四・三％
以前はあった関心や興味が失われた	一四・三％
水道やガス栓の締め忘れが多くなった	八・六％
財布が盗まれたという	八・六％
複雑なテレビドラマの内容が理解できない	八・六％

計算の間違いが多くなった	八・六%
些細なことで怒りっぽくなった	八・六%
だらしなくなった	八・六%
日課をしなくなった	五・七%
夜中に急に起きだして騒いだ	二・七%
以前よりもひどく疑い深くなった	二・九%
慣れているところで道に迷った	○
その他	一七・一%

本間　昭（一九九四）

一一　血管性認知症のメンタルケアの理論的背景

まだら認知症の老人のとる態度、性格や気分を考慮した対応

①独自に自分本位に振る舞うときには、手段よりも個別的に対応する。

②苦悩や自己主張が強く、すぐに感情的になり、行動化する。

③情動・欲動による言動が感情誘因性や自制不能となる。不安定・動揺し、極端になりやすい。落ち着くように対応していく。

④一方的・融通がきかず、単純で固執して繰り返す。易刺激性興奮をしないようにする。

⑤気分・機嫌の変動で不安・不満・不信になりやすい。そのパターンを把握する。
⑥老人には、人見知り、人選びなどに、好き嫌いがあることをよく心得ておく。
⑦歩行・嚥下・発語に注意を集中させると円滑に進む。
⑧易しいものから次第に難しいものへ、ヒント・手本を作ること。
⑨認知症自体よりも、廃用性症候群による心身機能の衰えが多く、寝たきりにしない。
⑩認知症程度の似た者同志で、知己のペアをつくるとよい。

室伏君士（一九九八）を多少改変

一二　メンタルケアの効果

人間的な、日常生活・人間関係の保持が眼目
①安心・安住の暮らし：生きる・頼れる拠り所を得る
②対人態度（向き、気遣い、礼儀、交流）の保持
③対人関係：なじみの結びつきで、信頼・依存
④情緒の安定、感情反応（笑い・羞恥心）の持続
⑤楽しみ、活発、働きかけ、動きの保存や回復
⑥同調・迎合性の対応：交流的、通じやすくなる
⑦希薄化した現在や自我の現実化：意識し活性化

⑧認知・言動表現の落ち着き（ある能力の発揮）
⑨身についた過去や、日常生活の手順記憶の保持
⑩異常行動や精神症状の消失：困惑や混乱の減少

室伏君士（一九九八）

一三　高齢者心理への老いの意識の影響

①自分に都合の悪いことは否認する
②老人は見栄坊である——衰えと弱体の否認と過補償
③病は恐れるが、死の近づきは認めない——心理的合理化
④しばしば被害的になる——喪失の不安のため生じた怒りを投影する
⑤人の不幸に関心をもって口にする——自分の不安や不幸の打消し
⑥幼児返り——退行し相手を支配する関係をつくりだす

西園昌久（一九九八）

香川県精神保健講演会（一九九九）

私と処方

先ず、本論に入る前に「私の処方」と「私と処方」を区別しておきたいと思う。前者の「私の処方」という場合は、自分だったら、こういう場合このような処方をするであろうというようなことを表していると一応解される。一方、後者の「私と処方」と言う場合は、一般に処方というものに対して、自分はこのように考えている、あるいは処方に対する自分の態度などを表現しているものと考えることができよう。

本稿では、恐らく両者を含んだものが、題目に込められているであろうと察せられる。しかし、前者の「私の処方」ということだけに限れば、現今公約数的に推奨しうるものを提示するだけであって、あまり独自のものはない筈である。少なくとも、現代の治療方針的な、二、三の処方例という教科書通りの実例になってしまうであろう。したがって、文字通りの表現の如く、「私と処方」という「と」に力点のあるところで、やや随想風に記述したいと思う。

コンプライアンスのこと

処方をする度に、わたしはいつもこの患者さんは果たして、私の処方通り、くすりを服用してくれるであろうかという危惧を抱く。つまりコンプライアンス（医師の治療に従うかどうか）の問題である。

もう大分前になるが、或る方法で種々の疾患について、患者がどの程度処方通りのくすりを服用しているかどうかを調査したことがある。元より、医師・患者関係のことだから、くすりを服用しない人がいても、元々その医師の治療方針や、ひいてはその医師の人格などに左右されることもあろうから、ややおこがましいとも言える調査であることは十分自覚してのことであった。

その結果、てんかんの様に、発作発現という重要な日常生活上の深刻な支障をかかえる者においてさえ、四〇％の人が大なり小なり、コンプライアンスが悪いことがわかった。もっともひどいのは神経症、及びその周辺の患者さん達で、先ず、処方通りに服用することはないと考えておいた方がよい。これは前置きであると同時に、すべての医師に対する警告でもある。処方はこれが患者さんに効果的に流動することによって処方となる。もって、銘すべきである。

疾患か症状か

精神医学の臨床の場合にも、処方をするにあたって、先ず明確にしておきたいのは、疾患に対しているのか、症状すなわち単に対症療法なのかという点であろう。対症療法にすぎぬこともあろうし、かなり病因論的根拠をもっての処方もあろう。どちらとも言えぬ場合もある。実際の例を示してみる。統合失調症に対する薬物療法は、現今やや細目化してきた。すなわち、より標的症状、あるいは状態像を明確にした上での処方である。この点は一応進歩した面として認めてよいと思う。

①興奮・不穏などに対してはフェノチアジン誘導体の一部で、より静穏化作用を有するものを第一選択とする。

②罹病期が慢性化してきた場合、社会復帰に赴かせるべく、多少とも賦活的効果を期待する時にはイミノジベンジルなどを選択していく。

以上きわめて簡略化してあるので問題が残るが、病時期、症状、また統合失調症という major psychosis に対して major (minor に対する) を使用するという、各種要素の複合されたターゲットが明確に示されていると言える。この大筋に立った上で、より細かい側面に他剤の併用を組み入れていく。以上は、処方をより合理的に、ターゲットを定めて、きめ細かく継時的に行っていくという方式の一端である。これは教育的にも、処方の意味が一般的によくわかり、処方の実際として示されてよいものである。「私の処方」を越えて、「現今の処方」として差し支えないものである。

合理的薬物処方の実際例

てんかんの場合には、くすりの処方がかなり合理的に行われるようになった。元より、過去の暗いイメージをもったどんぶり勘定式のやりかたに較べてのことである。精神病に対してはまだ、その式のものが踏襲されている率が高い。何もかも、ごちゃごちゃに入り混じり、追加、そして追加と、パイルされる。文字通り多剤併用である。「そんなに服用させていいもんでしょうか」という、新人の医師の質問に毎春遭遇する。恐らく後世は、あのブロム剤を飲ませた時代を今糾弾しているように、また今の我々のやり方をそら恐ろしいものとしてやり玉にあげるであろう。さて、てんかん処方を例にとると、よい処方の実際があきらかになるかもしれない。

①ターゲットを定めたならば、あくまで単剤処方を推し進める。
②薬物によっては、漸増が望ましい。
③体内薬物動態の明確な薬物を使用したい。
④ターゲットが複雑な場合はじめて、他の一剤を加える。この際、薬物間相互作用を明確に知り得ていることが望ましい。
⑤不要な薬物は取り去る。その際、離脱症状を起こしやすいものには留意する。
⑥副作用を起こさない、もっとも効果的な薬量を定める。

⑦コンプライアンスを知るために、時折血中濃度を測定する。

以上のような方向と方針だけでも、随分昔と違って合理的処方の実際といえるようになったのではなかろうか。てんかんを例にあげたが、抗精神病薬もこの種の線にそって、より科学的に処方される日も近いと期待される。

処方の終結

医師は処方をするが、処方の終結もまたとどこおりなく遂行されなければならない。しかし、現今では、まことに延々たるかな、処方の道よ、である。

来院しなくなった患者さんは、ちゃんと他の医師が処方しているから心配はない。ご婦人のハンドバックには、少なからざる病院の色々の処方の残渣が、箱一杯になるほどつめこまれている。次に訪れた病院で、診療自体が前の病院の品定めに終結するという次第となる。各科外来における現状もほぼ、これに近いと言ってよい。

統合失調症で通院中の人達で、経過がよければ隔日処方でも指示したいが、黙っていても患者さんは三回のところを一回にして通院間隔をのばしたりしている。またまたコンプライアンスのことになったが、きわめて少数の患者さんに対してでも、上のような隔日投与、一日一回投与、そして終結、という試みはしたい。quality of life（生活の質）という用語が今後精神科にも援用されるであろう。

新しい色々の試みにもかかわらず、どうもくすりと生体内動態が今ひとつすっきり解明されていない。今後、くすりと神経シナプスの反応動態などがより明らかにされれば、処方の指針がより科学的に示されてくるであろう。こういう支えが「私と処方」の基盤になっていないと困る。にもかかわらず、薬は、ともかく次々と登場する。「私と処方」もまた新しい角度から、自ら新しく検討し続ける必要があることを痛感する。

精神科治療学（一九八九）

おわりに

〈はじめに〉、色々とご託宣を述べさせていただき、そのうえでまた〈おわりに〉申し開きを並べ立てるのもどうかと思うが、本書の内容について若干触れさせてほしい。

精神科教授室にお招きし、冗長迂遠な動脈硬化老人の話ははたして何かお役にたてたであろうか。ごく先日、自分のライフワークとなった臨床脳波学に関する著書を上梓させていただいた。今回は、教授に就任してから、一般的な精神科臨床、そしてその周辺、学生諸君への伝言、自分個人の開陳を語ることによって、精神医学の輪郭や人の精神生活への介入上必要な教養のごときものが伝えられたらと思った。

精神医学の臨床は、個人のプライバシーに踏み込まざるを得ない領域である。その時、自分を秘し、いい恰好をしても、心を病む人との交流はできない。

精神変調に際して、われわれが介入していく出発点は病む人の家族との接触である。家族に安心感を抱いてもらえるように、人間的な豊かさを感じてもらえるように、常日頃から素養を築いていかれるように期待している。

この書を上梓するまでには、約三〇年の時間が経過した。精神科教授に採用されてからちょうど三〇年が経過し、現在八一歳になった。その間、先輩・後輩の諸先生にはずいぶんお世話になった。紙上を借り御礼申します。

実際に上梓できるまでには、原稿の整理、紛失原稿の採録などに当たり、香川医科大学時代には、秘書の角田次代氏、退官後最後の原稿整理で、森本加代子氏に並々ならぬご尽力をいただいた。ここに、深甚の感謝を申しあげる。ワードプロセッシングの作業をもしこの老人が行う羽目になっていたら、この拙著は日の目を見ることはなかったであろう。

実際の書物作成に際しては、星和書店の岡部浩氏の配慮によるところ大でここに御礼申し上げる。

著者

平成二五年二月（二〇一三年）

著者略歴

細川　清（ほそかわ　きよし）

1931年　広島県備後東城町に生まれる
1955年　東京大学文学部独文学科卒業
1961年　岡山大学医学部卒業。
1968～70年　アメリカ合衆国ウィスコンシン州立大学医学部神経科に留学，2年6カ月
1979年　岡山大学助教授　医学部（神経精神医学）
1983年　香川医科大学教授　医学部（精神神経医学）
1991年　香川医科大学副学長・同附属病院長
1997～　香川医科大学名誉教授
万成病院名誉院長

＊1973年　日本脳波筋電図学会評議員
＊1978年　日本心身医学会評議員
＊1979年　日本てんかん学会評議員
＊1979年　日本精神神経学会評議員
＊1993年　日本てんかん学会理事

著書：「てんかんと精神医学」(1993),「精神医学のエッセンス」(2001),「続・精神医学のエッセンス」(2006)〔いずれも星和書店〕，他

精神科教授の談話室

2013年5月23日　初版第1刷発行

著　者　細川　清
発行者　石澤雄司
発行所　株式会社星和書店
〒168-0074　東京都杉並区上高井戸1-2-5
電話　03（3329）0031（営業部）／03（3329）0033（編集部）
FAX　03（5374）7186（営業部）／03（5374）7185（編集部）
http://www.seiwa-pb.co.jp

　Printed in Japan　ISBN978-4-7911-0841-1